의사의 듣기와 말하기

일러두기

1. 주석(•)은 각주 처리했습니다.

2. 책의 제목은 《 》로 표시하고, 잡지·영화·시 등의 제목은 〈 〉로 표시했습니다.

3. 정확한 의미 전달을 위해 필요한 경우 영어나 한자를 병기했습니다.

4. 흔히 쓰이는 보건의료 분야의 용어들 일부에서는 띄어쓰기 원칙을 엄격하게 적용하지 않았습니다.

환자에게 신뢰받는 의사 되기

의사의 듣기와 말하기

정숙향·임소라 지음

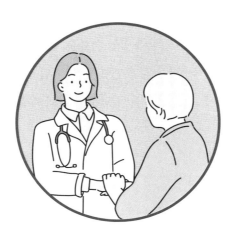

청년의사

더 나은 치유적 의사소통을 위하여

간경변증으로 10년간 진료받은 한 여성이 80세에 간암 진단을 받았다. 3회의 항암시술 후 반응이 좋았으나 2년 후 암이 재발했는데, 환자는 더 이상의 항암 치료를 원치 않았다. 그 후 상태가 나빠져서 복수나 간성혼수로 여러 번 입원하였던 그녀에게 나는 재발 후 항암 치료를 중단했던 것이 후회되지 않는지 물어보았다.

"선생님, 사람에게는 결국 가야 할 길이 있어요. 그간 수고해주셔서 감사합니다."

오랜 병과 노쇠로 시달린 환자의 작은 몸과는 대조적으로 담대한 용기와 인생의 경륜이 담긴 큰마음을 느낄 수 있었다. 장례가 끝난 후 어느 날 그 환자의 딸이 내 진료실을 방문해 그간 어머니를 돌봐줘서 고마웠다고 인사를 전했다. 나는 그녀의 딸을 통해 환자와 정중한 마지막 인사를 나누었다.

환자는 질병을 몸으로 경험하고 의사는 질병을 지식으로 경험한다. 환자와 의사의 만남은 공동의 적인 질병을 극복함과 동시에 치유로 나아가는 관계로 발전되어야 한다. 구체적으로 의사-환자 만남에는 성취해야 할 두 가지 목적이 있다. 첫 번째 목적은 환자의 병력 청취와 신체 검진을 통해 질병을 진단하고 치료 방침을 정하는 것이고, 두 번째 목적은 환자와 좋은 관계를 형성하여 질병의 진단과 치료가 잘 이루어지도록 촉진하는 것이다. 첫 번째 목적은 의과대학과 수련병원에서 교육과 실습을 통해 이루어지며, 의사 국가고시나 전문의 시험 등을 통해 엄밀하게 평가받는다. 그러나 두 번째 목적인 '의사-환자 관계 형성' 기술은 교육이나 평가가 상대적으로 적게 이루어진다. 또한 수련 기간 동안의 바쁜 업무와 일정에 휩쓸려 의사의 마음은 냉담해지기 쉽고, 학생 때 가졌던 환자에 대한 순수한 사랑이 희석되기도 한다. 실제로 질병은 종종 치유되지 않고 악화되며 종국에는 환자가 사망하기도 하지만, 그런 결과가 반드시 환자-의사 관계의 '실패'로 규정되지는 않는다. 그 질병의 진행 과정에서 환자와 의사가 어떤 경험을 함께했느냐에 따라 치료의 결과와 상관없이 의사-환자 관계는 성공적일 수 있다.

대한민국 의료 체계에서 한 명의 의사는 수많은 환자를 진료해야 한다. 환자와의 진료 시간을 충분히 갖기 어려운 의사들, 그런 짧은 만남에 만족할 수 없어 여러 병원을 전전하는 환자들, 그로 인해 의사들은 더 많은 환자들을 진료하게 되며 진료 시간은 더 짧아지는 악순환이 반복된다. 병원은 아픈 사람을 치료한다는 소명이, 조직을 효율적으로 경영하고 운영해야 한다는 목표와 종종 상충하는 곳이다. 비현실적으로 값싼 진료비로 인해 의료기관에서는 많은 환자를 진료하거나, 의료보험이 적용되는 치료적 시술보다 비보험 진료에 주력하는 경우가 많아진다. 예를 들어 어린아이가 놀다가 얼굴을 다쳐서 봉합 치료를 받아야 할 때, 집에서 가까운 외과나 성형외과(일차의료기관)에 가면 대학병원 응급실로 가라는 말을 듣게 된다. 봉합은 비교적 간단한 술기인데 왜 직접 치료해주지 않을까? 소아의 상처를 봉합하려면 먼저 수면 마취를 해야 한다. 이 과정에서 시간과 인력 그리고 관련된 시설이 필요한데, 현재의 진료 수가는 그 원가에 미치지 못하기 때문이다. 이처럼 일차의료적 문제로 대학병원의 응급실이나 진료실을 방문하는 환자들로 인해 대학병원의 응급실은 과밀해진다. 응급실에서 의료진들은 많은 경증 환자들과 응급 중증도가 높은 환자들을 구분하고 진료에 우선순위를 정해야 하는데, 이 과정에서 의료진과 환자 모두에게 여러 스트레스가 발생하고 의사-환자 관계도 위태로워진다.

많은 문제가 뒤얽혀 있어 해결이 쉽지 않아 보이는 우리의 왜곡된 의료 현실에서, 만족스러운 의사-환자 관계는 〈미션 임파서블mission impossible〉일까? 이 영화에서 톰 크루즈(에단 헌트 역)가 불가능해 보였던 임무를 멋지게 수행하면서 결국 살아남았듯이, 현실의 여러 제약에도 불구하고 의사는 진료 수준을 포기하지 않으면서 많은 양의 진료를 감당해야 한다. 맷집 좋은 권투 선수가 경기를 잘 풀어나가듯 의사가 자신의 진료 역량을 단련하면 이른바 '진료 맷집'이 생긴다. 진료 맷집이 좋은 의사는 진료량이 많은 현실 속에서도 진료의 수준을 높게 유지할 수 있는데, 여기에는 적절한 의사소통 능력과 만족스러운 의사-환자 관계 형성이 필수적이다. 신체를 단련하면 근육과 힘이 강해지고 마음을 단련하면 인격이 성숙해지는 것처럼, 의사가 의사소통 기술을 배우고 그 기술을 지속해서 훈련하다 보면 진료 역량을 더욱 높일 수 있다. 이 책에서 우리는 효과적이고 따뜻한 의사소통 기술을 통해 의학의 궁극적 목적인 진료의 결과, 즉 환자의 생존율을 높이고 삶의 질을 향상하는 데 도움을 주고자 한다.

의학논문 쓰기에 익숙한 내가 다소 인문학적인 이 책을 쓰게 된 건 지난 33년간 만난 환자들 덕분이다. 부족한 나에게 질병 여정을 맡겨주었던 과거의 환자들에게 진 빚을, 현재와 미래의 환자들에게 갚을 수밖에 없다는 절실함이 이 책을 쓰는 원동력이 되었다. 더 없이 좋은 공저자 임소라 대표와 책에 실린 사진을 찍어준 제자 정승민 선생, 청년의사 출판팀을 만난 행운이 더해져 이 책이 나오게 되었다.

지금까지 내 인생에 버팀목이 되어준 남편, 삶의 기쁨과 위로가 되어준 성진이와 성은이, 늘 나를 믿어주신 부모님들께 감사드린다. 이 책의 첫 독자였던 딸 성은이의 긍정적인 평가가 얼마나 큰 힘이 되었는지! 또한 내가 분당서울대학교병원 경영혁신실에서 일하면서 진료상담 역량을 키울 기회를 주셨던 정진엽 원장님, 윤상웅 교수님, 이정희 팀장님과 경영혁신실 직원들께 감사의 마음을 전한다.

그리고 이 책을 통해 시공간을 넘어서는 의학계의 동료들과 진료 경험을 나눌 수 있게 도우신 하나님께 감사드린다.

— 밝은 얼굴은 사람을 기쁘게 하고 좋은 소식은 사람을 낫게 한다. (잠언 15:30)

— 따뜻한 말은 생명나무와 같다. (잠언 15:4)

2020년 2월

정 숙 향

이 책이 만들어지기까지

세상에는 다양한 직업이 존재한다. 그중에는 '의사', '간호사', '교사'처럼 단어 하나만으로도 설명이 되는 직업이 있지만, 한 단어로는 설명이 어려운 직업도 있다. 나는 '의료인을 위한 커뮤니케이션 컨설턴트'로 일하고 있다. 의료인들이 의료 현장에서 환자와 더 효과적이고 효율적인 의사소통을 할 수 있도록 돕는 일이다.

90년대에 기업 인재개발원에서 교육 분야Human Resources Development의 실무 경험을 쌓은 뒤, 2000년 1월부터 고객만족 분야의 교육 컨설팅을 제공하는 컨설턴트로 일해왔다. 초창기에는 주로 기업에서 컨설팅 요청을 받았으나, 당시 의료계에도 고객만족 개념이 도입되면서 활동 기반을 넓히게 되었다. 병원에서 주로 요청했던 일은 고객 응대법에 관한 강의였다.

나는 새로운 분야의 강의를 준비할 때 가장 먼저 관련 서적이나 논문 등의 자료를 찾아본다. 당시만 해도 구할 수 있는 자료는 주로 외국에서 쓰인 논문이나 책이어서 우리의 의료 현실을 반영한 자료를 찾아보기 어려웠다. 그래서 시도했던 방법이 내게 강의를 의뢰한 병원에 일단 먼저 가보는 것이었다. 원무 창구나 외래, 검사실 등의 대기석에 앉아 직원들과 환자들의 행동을 관찰했다. 또 병원 구석구석을 돌아다니며 게시물이나 표지판, 환경도 유심히 살폈다. 그렇게 모니터링을 통해 사례를 수집하고 제안 사항을 정리하여 강의를 진행했다.

다행히 이런 교육 방법이 병원에서 통했고, 병원 상황에 맞는 현실적인 강의가 좋았다는 평을 들었다. 한 병원에서 강의 평가가 긍정적으로 나오면 그 병원 담당자의 소개로 다음 병원의 강의를 맡게 되었고 이어진 소개로 또 다른 프로젝트를 맡으며 커리어를 쌓아갔다.

어느새 나는 병원 고객만족 전문 강사라는 이름을 얻었다. 또한 강의 준비를 위해 진행했던 모니터링은 교육의 중요한 전 단계로 공식화되었다. 2000년대 초중반에는 주로 간호사나 사무직 직원, 방사선사나 임상병리사와 같은 다양한 직종의 병원 직원을 대상으로 관찰 방식의 모니터링을 진행했다면, 2000년 대 말부터는 모니터링 방식과 대상 직종에 큰 변화가 생겼다. 모니터링 대상에 의사가 포함되었고 관찰이 아닌 동영상 촬영 방식으로 모니터링을 하게 된 것이다.

이러한 변화는 2009년, 당시로서는 혁신적인 시도를 했던 분당서울대학교병원에 의해 이루어졌다. 2003년 개원한 분당 서울대학교병원에서는 서울대학교병원의 높은 의료 수준은 그대로 이어가되, 더 나은 병원 문화를 만들어보자는 의지와 열기가 가득했다. 환자만족도를 높이기 위한 다양한 활동도 활 발히 진행했다. 그 일환으로 2008년 경영혁신실에서는 외래 전 부서의 환자응대매뉴얼 개발 프로젝트를 기획했고, 우리 회 사는 실무를 진행하는 업체로 선정되어 개발 과정에 참여하게 됐다.

환자응대매뉴얼 개발 작업이 마무리되어가던 2008년 말경 이었다. 당시 경영혁신실 실장이었던 정숙향 교수님으로부터 중요한 제안을 받았다. 병원 고객만족위원회에서 의사를 대상 으로 환자만족도를 높이기 위한 개인별 교육을 진행하기로 결 정했는데, 병원 상황(특히 진료실 밖의 상황)을 잘 아는 우리가 이 프 로그램을 맡아줄 수 있겠느냐는 제안이었다. 마침 병원의 많은 부서를 심층적으로 모니터링하면서 환자만족에 의사의 역할이 얼마나 결정적인지 절감했고, 진료실에서 의사-환자 간 소통이 원활하면 진료실 밖 직원들이 좀 더 수월하게 일할 수 있다는 점도 알게 된 때였다. 이런 이유로 의사에게 의사소통 교육이 꼭 필요하다는 점에는 공감했지만, 반면 병원 일을 하다 보니 의사를 교육하는 것이 얼마나 어려운 일인지도 잘 알고 있었다. 더구나 동영상으로 진료상담 상황을 모니터링한다는 건 의사 입장에서는 매우 불편한 일이 될 수 있을 거라 짐작되었다. 꼭 필요한 일이지만 우리가 이 일을 할 수 있을까, 깊이 고민하고 갈등한 끝에 결국은 해보자는 쪽으로 마음을 굳혔다.

프로그램명은 '진료상담역량강화 과정'이었고, 대원칙* 외에는 모든 세부 사항이 백지상태였다. 무엇을 어떤 식으로 분석해서 어떤 방법으로 피드백할 것인가, 동영상 촬영은 몇 건이나 해야 할까, 보고서는 어떤 양식으로 만들까. 실무 부서와 피드백을 주고받으며 프로그램 초안을 만들었고, 일차적으로 경영혁신실 소속의 교수 5명을 대상으로 파일럿 테스트를 진

---

* 대원칙은 다음과 같다. '진료실에서 일어나는 의사소통 현실을 동영상 촬영을 통해 의사 스스로 바라보면서 객관적인 입장에서 자신을 평가한다. 또 진료상담의 기술을 향상하기 위해서 어떻게 하는 것이 좋을지 고민해보는 기회를 가지게 해준다. 의사의 자율성과 전문성을 최대한 존중하는 범위에서 진행하며 진행 결과는 교수 개인과 분석 전문가 외에는 공개되지 않도록 한다.'

행했다. 이후 부족한 점을 보완하여 2009년 상반기부터 매년 의사 50명을 대상으로 프로그램을 진행했다.

다행히 프로그램에 참여했던 교수 대다수가 프로그램에 대해 긍정적으로 평가했다. 개인별 피드백뿐만 아니라 동료의 우수한 진료상담 사례를 함께 보는 워크숍도 진행하다 보니, 동료 의사를 통해 더 많은 것을 배우게 되었다는 의견도 많았다. 그렇게 10년이 흘렀다. 분당서울대학교병원에서 일하는 대부분의 의사는 본 프로그램을 이수했고 현재도 매년 신임 교수를 대상으로 프로그램을 진행하고 있다. 의사 본인이 원하는 경우 2차, 3차의 참여 기회를 갖기도 했다.

2010년부터는 서울대학교병원을 포함한 여러 병원에 프로그램이 확산되었다. 처음에는 전체 진료과의 외래 상황을 모니터링하는 일에서 출발하였으나 점차 모니터링 대상 범위가 확대되면서 검사, 시술을 비롯해 마취 과정, 병동에서의 회진 상황까지 모니터링하게 되었다. 이를 통해 우리나라 의료 현장에서 의사와 환자가 어떻게 소통하고 있는지 다양한 사례를 모을 수 있었고, 많은 의사에게 알려주고 싶은 내용도 조금씩 쌓여갔다.

내가 했던 일들을 더 가치 있게 만드는 방법이 뭘까 고민하던 무렵 정숙향 교수님께서 두 번째 제안을 해주셨다. 그간의 경험을 바탕으로 의사-환자 간 소통에 대한 책을 같이 써보면 어떻겠냐는 제안이었다. 내과 의사인 정 교수님의 30년 이상의 임상 경력과 경영혁신실장으로서의 경험, 거기에 지난 몇 년 간 의사의 진료상담 장면을 모니터링하고 피드백했던 나의 경험을 더한다면 최소한 우리 의료 상황에 맞는 책을 쓸 수 있겠다는 판단이 들었다. 내가 알게 된 것들을 글로 잘 표현할 수 있을까 하는 두려움도 있었지만 정 교수님과 함께 책을 써보기로 했다.

2017년 1년간은 한 달에 한 번씩 정기적인 미팅을 진행했다. 정 교수님의 30년 임상 경력 중 기억에 남는 환자들과 사례, 내가 의사 코칭을 하면서 느끼고 알게 된 것들을 이야기했다. 관련 서적을 읽고 생각을 공유하는 시간도 가졌다. 우리가 읽었던 책들은 《환자와 의사소통하는 기술》(동국대학교출판부), 《닥터스 씽킹》(해냄), 《듣지 않는 의사 믿지 않는 환자》(현암사), 《은유로서의 질병》(이후), 《차가운 의학, 따뜻한 의사》(청년의사) 등 의사와 환자, 질병에 대한 이해도를 높이기 위한 책과 의사-환자 간 의사소통에 관한 책이 많았고 글쓰기 관련 책도 있었다. 그다음 1년은 각자 쓰고 싶은 주제로 글을 썼다. 원고를 일주일에 한 편씩 써서 공유하고 한 달에 한 번 만나 원고에 대한 의견을 나눈 후 썼던 글을 다시 읽고 수정하는 일을 반복했다. 시간이 흘러 2019년 가을, 청년의사 측에 우리가 쓴 원고를 보냈고 감사하게도 출판이 결정되었다. 처음부터 치밀한 계획이 있었던 것은 아니었는데 분당서울대학교병원에서 진료상담역량강화 과정을 본격적으로 시작한 지 10년째 되는 해였고, 개인적으로는 천 명이 넘는 전문의에게 진료상담 코칭을 완료한 시점에 책을 출판하게 되어 감회가 더욱 새롭다.

지난 10년간 진료상담 모니터링 프로그램을 진행하면서 대다수의 의사들이 얼마나 어려운 여건에서 일하고 있는지 알게 되었다. '3분 진료'로 상징되는 우리나라의 의료 상황이 환자에게만 불만의 요인이 되는 것이 아니라, 의사들에게도 불합리하고 버거운 현실이라는 점을 예전에는 미처 생각하지 못했었다. 이 책에 담긴 내용이 어려운 진료 여건 속에서도 환자와의 더 나은 의사소통 방법을 찾고자 노력하는 모든 의사 선생님들, 특히 이제 막 자신의 이름을 걸고 외래 진료를 시작하는 젊은 의사 선생님들에게 유용한 지침이 되었으면 좋겠다. 책에 담긴 여러 사례는 모두 녹록지 않은 대한민국 의료 상황에서 실제로 있었던 생생한 사례들이며 또한 의사와 컨설턴트

가 함께 쓴 책이라는 점에서 환자에게 좋은 경험을 제공하고
자 노력하는 다양한 직종의 의료인들에게 참고가 될 것으로
기대한다.

　마지막으로 이 책을 쓰기까지 도움을 주신 분들께 감사를
표하고 싶다. 우선 진료상담역량강화 과정을 개발하고 진행하
는 과정에서 훌륭한 파트너가 되어주신 이정희 팀장님과 이러
한 프로그램을 실행할 수 있도록 든든한 지원자가 되어주셨던
분당서울대학교병원 정진엽 전임 병원장님께 감사드린다. 함
께 일하는 즐거움과 신의의 가치를 알게 해준 소중한 동료 서
윤경, 김미성, 최선미, 김주혜, 이언주 컨설턴트와 이영혜 선생
님에게 감사의 마음을 전한다. 가진 에너지의 대부분을 일에
쏟는 아내와 살다 보니 어려운 점이 많을 텐데도 항상 믿고 지
지해주며 내 삶의 가장 좋은 파트너가 되어준 남편, 일하는 딸
을 언제나 자랑스럽게 여겨주시는 나의 어머니와 부족한 며느
리를 아껴주시는 시부모님, 그리고 내가 소녀일 때부터 커리
어 우먼으로서의 꿈을 갖게 해주신 돌아가신 아버지께 깊은 사
랑과 감사를 전하고 싶다. 분야는 다르지만 전문가로서 어떻게
전문성을 쌓고 얼마나 열심히 공부해야 하는지, 또 어떠한 마
음가짐으로 살아가야 하는지를 말이 아닌 행동으로 보여주시

는 정숙향 교수님과 공저자로 책에 이름을 올릴 수 있어서 기쁘고 감사하다. 무엇보다 진료상담 촬영을 허락해주시고 피드백에 참여해주셨던 1,070분의 의사 선생님들께 깊은 감사의 인사를 전하고 싶다. 그분들 모두가 이 책의 숨겨진 공저자다.

2020년 2월
임 소 라

목 차

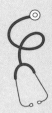

Chapter 4. 특수한 상황에서 듣고 말하기

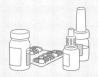

Chapter 5. 의사소통이 어려운 환자와 소통하기

에필로그

서문

의사의 듣기와 말하기는 왜 중요한가?

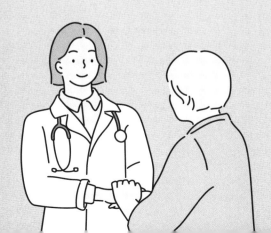

의사가 진료상담 기술을
향상해야 하는 이유

환자는 의사를 만나 자신의 불편감이나 문제를 말한다. 그들은 함께 해결법을 찾는다. 이 과정을 통해 의사와 환자 사이에는 모종의 인간적 관계가 형성된다. 의사는 환자와 의학적 면담을 이끌어가면서 진단과 치료 계획을 세움과 동시에, 환자에게 신뢰감을 주는 의사-환자 관계를 만들고자 노력한다.

의사가 환자와 좋은 관계를 형성해야 하는 이유는 무엇일까? 일차적으로 의사에 대한 환자의 높은 신뢰는 진료를 효율적이고 성공적으로 이끌어준다. 예를 들어 적절한 의사소통 과정을 통해 의사를 신뢰하고 자신의 병을 이해하게 된 환자는 그 의사가 처방해준 약을 제때 복용하고, 어려운 치료도 잘 견뎌내어 결국 치료 성공률이 높아지게 된다. 이차적으로는 환자를 전인적으로 이해하고 인격적인 교제를 나눔으로써 의사 본인의 인격이 성숙해지고 업무 만족도를 올리는 데 도움을 준다. 그 밖에도 의사-환자 간 원활한 의사소통은 불필요한 검사나 치료를 피하고 효율적인 진료를 할 수 있게 함으로써 국가 전체의 의료 효율성을 높이는 데도 도움을 줄 수 있다.

진료 중에 의사는 병력 청취와 신체 검진을 통해 환자의 주관적 증상에서 객관적으로 질병의 문제 목록을 뽑아내고 진단과 치료를 위한 계획을 세운다. 병력 청취란 환자가 병원에 찾아온 직접적 원인인 주된 불편함, 즉 주소가 무엇인지를 찾고 그와 관련된 상세 병력, 과거 병력, 가족력, 사회력, 약물 및 알레르기 병력, 그리고 계통적 문진을 통해 환자의 의학적 정보를 통합적으로 파악하는 과정을 말한다. 병력 청취로 얻은 정보에 신체 검진을 통해 확인한 객관적 신체 상태의 증거들을 추가함으로써 환자의 증상은 의학적 문제 목록으로 변환된다. 그 문제 목록은 최종 진단을 위한 추가 검사 계획으로 이어지며, 치료는 검사와 동시에 이루어지거나 그 이후에 차례대로 진행된다.

예를 들어 복통을 주소로 방문한 환자가 있다고 하자. 이때 의사가 감별해야 할 진단명은 50개 이상이다. 그러나 병력 청취와 신체 검진을 통해 담석증에 의한 복통일 가능성이 가장 크고, 담낭암이나 급성 위장 질환의 가능성도 배제할 수 없다고 판단하면 감별해야 할 진단이 50개에서 3개로 줄어든다. 그

3개 가운데 최종 진단을 내리기 위해 복부초음파검사와 위내시경검사를 지시하고, 치료적으로는 금식을 지시하면서 진통제와 수액 투여를 시작한다. 이 과정에서 환자에게 복통의 양상이나 과거력 등을 상세히 묻는 건 올바른 진단을 위한 필수적인 첫 단계이다. 상세 병력 청취나 신체 검진을 소홀히 하고 혈액검사나 복부 CT 검사를 먼저 시행하게 되면 오진율이 높아진다. 예를 들어 담석으로 인한 급성 통증기에는 혈액검사 중에 간 수치 상승이 흔하게 동반된다. 그리고 담석은 복부 초음파로는 90% 이상 발견되지만 CT 검사에서는 70% 정도만 보이고 작은 담석은 발견되지 않는다. 담석증에 의한 통증의 특징적 양상이나 신체 검진 소견에 기반하여 진단의 방향성을 제대로 설정하지 않고 혈액검사와 CT를 먼저 촬영하게 되면, 담석은 보이지 않고 간 수치 상승이 있으니 간염이라고 오진할 수 있다. 담석증을 치료하기 위해서는 담낭절제수술을 해야 하는 반면, 간염은 수술이 필요하지 않은 치료를 하게 되므로 치료 방향이 완전히 달라진다. 이런 오류들은 실제로 자주 일어나며, 잘못된 진단과 결정으로는 환자의 문제를 해결할 수 없다.

　병력 청취는 근거에 기반한 의학evidence-based medicine의 첫걸음이며 논리적 추론 과정이다. 의과대학 학생은 환자를 만나기에 앞서 과학적인 엄밀함이 요구되는 이 추론 역량을 얻기 위해 먼저 인체의 구조와 생리, 병의 종류와 기전 등 이론적 내용을 배우게 된다. 그 많은 병에 관련된 증상과 징후들, 진단을 위한 검사의 기본 원리와 방법, 결과 해석과 치료 방법에 대한 방대한 교육 자료를 밤을 새워가며 공부한다. 그리고 신체 검진과 진단적·치료적 목적으로 시행되는 각종 술기에 익숙해지도록 신체 모형을 이용하여 수없이 실습한다.

학생들은 환자를 만나 임상 실습을 하기 전에 표준화 환자를 만나 병력 청취와 신체 검진을 연습한다. 표준화 환자SP; Standardized Patient 란 환자 흉내를 내도록 훈련받은 사람으로 지역의 연극배우들이 기용되는 경우가 많다. 표준화 환자는 모의 병력 청취나 신체 검진을 통해 학생들이 환자에게 물어보아야 할 항목 중에 무엇을 빠뜨렸는지 평가하고, 환자 관점에서 그 학생과 대화하는 것이 어떤 느낌이었는지 알려준다. 예를 들어 학생이 과거력을 묻지 않았다든지, 배를 만지기 전에 손을 씻지 않았다든지, 환자의 말을 무시하는 듯한 태도여서 기분이 안 좋았다는 등의 내용을 전달한다. 표준화 환자를 진찰하는 모습을 촬영한 동영상을 보면서 학생은 자신의 진료를 객관적으로 평가할 수 있으며, 개선의 여지를 찾도록 교수들에게 지도받는

다. 이처럼 병력 청취나 신체 검진에 대한 교육은 의과대학 과정에서 수준 높게 이루어진다. 의사 국가고시에서도 이론시험뿐만 아니라 표준화 환자와의 병력 청취를 통해 문제를 찾아내는 실기시험을 치르고, 정해진 시간 안에 술기를 올바르게 수행해야 하는 여러 항목의 시험을 통과해야 의사 면허를 얻을 수 있다.

한편 의학적 면담, 즉 병력 청취나 신체 검진 과정을 거치며 의사-환자 관계가 형성된다. 올바른 의사-환자 관계는 친밀감과 신뢰를 통해 치유를 향한 협력적 동반 관계로 발전해나가야 한다. 의사-환자 관계 형성의 구체적 과정으로는 환자와 인사하고 환자의 이름을 확인하면서 진료 시작하기, 환자를 존중하는 마음과 관심을 표명하기, 눈 맞춤이나 자세 등으로 표현되는 비언어적인 소통을 원활하게 하기, 충분히 경청하고 공감하기 등이 포함된다. 좋은 의사-환자 관계를 만들어가는 의사소통 기술은 효과적인 진료를 수행하는 핵심적인 임상 기술이고, 진료의 결과로서 환자의 임상 경과를 향상하는 데 결정적인 도움을 준다. 그럼에도 이 기술은 의과대학 교육 과정 중에 그 중요성이 충분히 부각되지 않고 있으며, 교육과 실습이 잘 이루어지지 않는 경우가 많다. 그러나 의사소통은 가르칠 수 있고 배울 수 있다. 효과적인 의사소통을 통해 면담 시간을 줄일 수 있으며, 치료에 대한 환자의 이해와 순응도가 향상되고, 의사와 환자 관계의 만족도가 높아진다. 진단을 내리려면 정보가 필요한데 정보를 얻는 최고의 방법은 환자와 친밀감을 형성하는 것이다. 그러므로 소통의 기술은 양질의 의료와 분리될 수 없다. 실력은 좋지만 의사소통 능력이 좋지 않은 의사도 있고, 반대로 실력은 형편없는데 인간관계를 잘 형성해나가는 의사도 있다. 하지만 그 두 가지를 모두 겸비한 의사는 마치 어릴 적 받아본 종합선물세트처럼 최고의 기쁨을 주는 존재가 된다.

의사가 병의 진단을 위한 객관적인 사실에만 집중할수록 환자의 병에 대한 경험이나 관심사 및 개인적인 환경과 같은 주관적인 문제는 무시되는 경향이 있다. 즉 의학적 병력 청취에는 과학적 엄밀함이 요구되는 반면, 의사-환자 관계 형성에는 의사소통 기술과 사회성이 필요한데 이 두 가지 기술은 상반되는 특성을 가진다. 상반된 기술을 동시에 조화롭게 실행하되, 그것을 한국적 의료 현실이 제약하는 짧은 시간 안에서 수행하기란 어려울 수밖에 없다. 하버드대학교 의과대학 교수인 제롬 그루프먼은 자신의 저서 《닥터스 씽킹》(해냄)에서 말하길, 한국 의사들보다 훨씬 긴 시간을 진료에 쓰는 미국 의사들에게도 오늘날 시간은 최고의 사치라고 했다. 그럼에도 불구하고 제대로 생각하고 진료를 보기 위해서는 시간이 필요하고, 서둘러 질러가는 길은 오히려 인식의 오류에 이르는 지름길이라고 기술한다.

병력 청취와 의사-환자 간의 관계 형성이라는 복잡한 기술을 익히기 위해서는 당연하게도 오랜 기간의 학습과 훈련이 필요하다. 의과대학 학생이든, 병원 수련의 입장이든, 혹은 독립적으로 진료하는 전문의 상황이든 간에, 각자의 진료 현장에서 의사소통 기술의 필요성을 인지할 필요가 있다. 이 기술을 향상하고자 하는 의지를 가지고 꾸준하게 훈련하다 보면 점차 병력 청취 능력뿐만 아니라 관계 형성 기술도 발전하게 될 것이다. 이러한 기술을 향상하려는 의사의 의지는 환자를 각 신체 기관의 질병으로만 보는 것이 아닌, 그 질병으로 고통받고 있는 한 인간으로 바라보는 마음에서 시작된다. 그래서 예로부터 많은 현인들은 환자 치료의 비법은 환자를 돌보는 마음에 있다고 했다.

임상의학은 과학이나 인문학으로 분류되기보다 이 둘을 아우르는 융합적인 학문 또는 예술로 불린다. 의사는 일생 동안 평균적으로 약 20만 명의 환자를 만난다고 한다. 길든 짧든 의사로 사는 동안 진료상담 기술을 향상하기 위한 노력을 지속하면 환자와 의사가 함께 걸어가는 질병의 여정은 아름다운 예술이 된다. 예술 중에서도 함께 연주해서 하나의 작품을 만들어나가는 음악과 가장 비슷하다. 질병을 몸으로 경험하는 환자와 질병을 지식으로 이해하는 의사의 만남. 이는 자칫 최악의 경험이나 기억으로 남을 수도 있지만, 반면 최고의 두 거장이 함께 연주하는 곡처럼 치유적으로 충족되는 경험이 될 수도 있다.

— 처방전을 쓰기는 쉽지만 사람들과 의사소통하기는 어렵다. (프란츠 카프카)

— 함부로 말하는 사람의 말은 비수 같아도 지혜로운 사람의 말은 아픈 곳을 낫게 하는 약이다. (잠언 12:18)

환자는 왜 개운치 않은 표정으로 진료실을 나갔을까?

진료실 상황을 모니터링하다 보면 간혹 역설적인 상황을 관찰하게 된다. 환자가 호소한 증상이 큰 문제가 아니라고 의사가 말했음에도 환자가 이 말에 쉽게 수긍하지 않는 상황도 그중 하나다.

사 례

50대 남성인 초진 환자가 심장내과를 방문했다. 문진 과정에서 환자가 호소한 주된 내용은 다음과 같다.

- 5~6일 전부터 왼쪽 가슴 쪽에 통증이 있었다.
- 초기에는 간헐적으로 아프기 시작했는데, 지금은 잠을 자다가 깰 정도로 통증이 심하다.
- 아리고 쓰린 것 같은 통증을 계속해서 느낀다.
- 통증 강도는 활동 여부와 관계없다.
- 처음에는 근육통으로 의심했지만 아닌 것 같다. 운동을 많이 해서 근육통의 느낌을 알고 있다.

문진을 마친 의사가 환자의 가슴 쪽을 누르면서 아픈지 물었다. 환자가 그렇다고 답하자 의사가 말한다.

의사: 근육통입니다.
환자: 그런데 한두 번이나 하루 이틀 정도면 모르겠는데, 계속 너무 심해요. 그저께는요, 너무 아파서 정신 줄을 좀 놨거든요.
의사: 그러니까 심장 문제면 밖에서 눌렀을 때 아프지 않습니다.
환자: (고개를 갸우뚱하며) 음, 그래요…?
의사: 이건 근육통입니다. 근육통약을 드시고 쉬시면 좋아집니다. 정 너무 아프시면 뭐, 통증의학과라고 통증 조절하는 과가 따로 있거든요. 거기서 진료를 보시고요. 눌러서 아픈 거면 거의 100%가 근육통입니다.
환자: 여긴 눌러도 멀쩡하거든요. 여긴 좀 이상하게 아프고…. 저는 걱정이 좀 되는데.
의사: 지금 말씀하신 증상은 근육통입니다. 심장 문제는 아닙니다.

자신의 증상이 근육통은 아닌 것 같다는 환자와 근육통이라는 의사의 대화는 그 뒤로도 한참 동안 이어졌다. 의사는 결국 심장초음파검사와 운동부하검사를 처방했다. 검사는 당일에 이루어졌다. 의사는 검사를 마치고 다시 진료실로 들어온 환자에게 "말씀드렸던 대로 심장 문제는 아닙니다. 근육통입니다"라며 검사 결과를 알려주었다. 검사까지 시행해서 정확한 진단을 받았으니 후련한 표정을 지어야 할 텐데, 실제로 환자의 얼굴은 그렇지 않았다. 왜 그는 개운치 않은 표정으로 진료실 문을 나선 것일까? 의심이나 불안감이 높은 환자의 성향 탓일 수도 있고, 의사가 환자를 안심시키지 못했기 때문일 수도 있다.

중년 남성이 갑작스럽게 생긴 가슴 통증으로 심장내과를 찾았을 때는 나름의 걱정이 있었을 것이다. 더구나 통증의 원인을 스스로 생각해보고, 지금 느끼는 증상이 예전에 경험했던 근육통과는 양상이 다르다고 생각하여 의사를 찾아온 경우라면 더욱 그렇다.

위의 사례처럼 환자의 호소를 들은 후 의사가 "근육통입니다"라는 판단 결과를 제시하기 전, 자신을 찾은 환자의 걱정거리나 불안에 관심을 먼저 표현했다면 어땠을까. 이렇게 말이다. "갑자기 가슴에 통증이 생기니 '혹시나 심장에 문제가 생겼나?' 하는 걱정이 가장 크셨을 거예요." 그 뒤에는 이런 말을 덧붙인다. "그런데 가슴이 아프다, 혹은 답답하다는 증상의 원인이 심장 때문인 경우도 있지만, 위나 식도에 문제가 있거나 근육통이 있을 때도 비슷한 증상이 나타나곤 합니다." 이처럼 환자가 호소한 증상의 일반적인 원인을 먼저 알려주고, 의사가 근육통으로 판단한 근거 혹은 심장의 문제로 보지 않는 이유를 쉽게 설명해주는 방법도 있다. 즉, 문진을 마치자마자 의사가 판단한 결론을 먼저 말하기보다, 그러한 판단을 하게 된 이유를 차근차근 설명해줘야 환자가 의사의 판단을 믿고 받아들일 가능성이 커진다. 이 사례 속 의사는 문진을 마친 후 환자가 호소한 증상이 심장 문제가 아님을 정확히 판단했고, 심장내과에서 진료받을 문제가 아니니 통증클리닉을 찾아보라는 대안도 제시했다. 그러나 적절한 의사소통을 통해 환자를 이해시키거나 안심시키지는 못했다.

경영학의 구루로 불리는 피터 드러커 박사는 환자들에게 가장 중요한 단 하나의 니즈가 바로 '안심assurance'이라는 연구 결과를 발표했다. 그는 케어 제공자들이 환자의 안심하고 싶은 욕구에 초점을 맞춤으로써 환자만족도와 충성도를 높일 수 있다고 주장했다.* 갑자기 느끼게 된 가슴 통증으로 인해 불안감을 안고 병원을 찾은 상황에서 "근육통입니다"라는 의사 말 한마디에 "그렇다면 다행이네요, 선생님"하며 안심하기엔 인간은 너무도 복잡한 존재다. 상대가 제아무리 전문가라 해도 처

• 프레드 리. 《디즈니 병원의 서비스 리더십》. 강수정(옮김). 김앤김북스. 2009.

음 만난 타인에 대한 믿음이 그렇게 쉽게 생겨날 리 없으며, 한 번 생겨난 걱정과 불안감은 쉽게 해소되지 않는다. 의사는 병을 진단하고 치료하는 역할도 하지만, 때로는 불필요한 걱정에 사로잡힌 환자에게 진정한 안심을 줄 수 있어야 한다. 이를 위해 필요한 것 중 하나가 환자의 감정을 이해한다는 공감의 메시지일 수도 있고 환자의 입장과 눈높이를 고려한 설명일 수도 있다.

그렇다면 공감은 어떤 상황에서 필요하며 어떻게 표현하는 것이 좋을까? 설명할 때는 어떤 내용을 어떤 방법으로 전달해야 환자가 쉽게 알아들을까? 궁극적으로 의사가 어떻게 말하고 행동했을 때 환자의 신뢰를 얻을 수 있을까? 다음 장에서는 의사 입장과 컨설턴트의 입장에서 각각 바라본 다양한 사례를 통해 이 질문들에 대한 답을 찾아보고자 한다.

의사의 듣기와 말하기 원칙

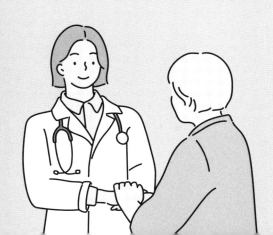

지지적
의사소통 방법

병원은 무엇을 하는 곳인가? 강의 중 이런 질문을 하면 병원에서 일하는 청중 대부분은 씩 웃기만 한다. 뻔한 답이라도 괜찮으니 말해달라고 요청하면, 그들에게서 공통으로 나오는 답은 '치료'라는 단어다. 맞는 말이다. 병원은 당연히 아픈 사람의 병을 치료하는 곳이고, 그렇기에 병원에서 이루어지는 모든 일은 병을 치료하는 데 도움이 되는 방식이어야 한다. 병원에서 일하는 사람들과 환자 간의 소통 역시 그래야 한다. 지금부터 소개할 연구는 치료에 도움이 되는 의사소통이란 어떤 방식이어야 하는지를 생각해보게끔 한다.

1989년, 전이된 유방암 여성 환자를 대상으로 1년간 매주 집단지지표현요법을 받은 군과 그렇지 않은 대조군을 비교하는 종적 연구가 시행되었다. 집단지지표현요법을 받은 군에는 상호 간 지지를 제공했다. 자기 죽음에 대한 느낌과 걱정을 표현하고 토론하게 한 다음, 일정 기간 후 대조군(지지표현요법에 참여하지 않고 치료만 받은 환자군)과의 사망률의 차이를 비교한 연구였다. 4년 후, 대조군 집단에 있던 환자는 모두 사망했지만 집단지지표현요법을 받은 실험 집단은 1/3이 생존했다. 10년에 걸쳐서 추적한 결과 지지적 집단에 참여한 여성은 대조군의 여성보다 평균 15개월 더 오래 살았던 것으로 나타났다. 이 연구는 의사-환자 관계 자체보다 지지적 집단 치료의 효과에 주목하는 것이지만, 지지적인 분위기에서 감정을 표현하고 타인과 관계 맺는 일이 결국 치료 결과에도 영향을 줄 수 있음을 시사한다.*

그렇다면 진료실에서 적용할 수 있는 지지적 의사소통이란 무엇일지 몇 가지 사례를 통해 알아보자.

사례 1

50대 남성이 초진으로 안과에 방문한 상황이다. 환자는 자신의 눈 속에서 무언가 왔다 갔다 하는 증상이 있다고 했다. 처음에는 피곤해서 그런가 했는데, 시간이 흘러도 증상이 지속된다고 호소한다.

---

* Suzanne M. Kurtz, Jonathan Silverman, Juliet Draper. 《환자와 의사소통하는 기술》. 박기흠, 성낙진 외(옮김). 동국대학교출판부. 2010.

사례 1의 남성은 이러한 상황에서 어떤 감정을 느끼고 무슨 생각을 하게 될까? 타인의 처지와 감정, 사고를 정확히 이해하기란 어려운 일이지만, 그럼에도 인간이라면 갖는 보편적인 감정과 생각은 어느 정도 유추할 수 있다.

보통은 사례 1과 같은 상황이라면, 증상으로 인해 생기는 불편한 느낌 외에도 '내 눈에 어떤 병이 생겼나?' 하는 불안과 걱정이 있을 수 있다. 지지적인 의사소통을 하고자 하는 의사라면 환자의 증상 호소를 들으며 객관적인 사실뿐만 아니라, 그러한 호소를 하는 환자의 감정과 생각을 헤아려야 한다. 그다음 자신이 이해한 바를 지지적 방식으로 환자에게 다시 전달해야 한다. 즉, 환자의 증상을 파악한 후 "그런 증상이 있으면 꽤 신경이 쓰이고 눈에 병이 생긴 건 아닐지 걱정도 되실 거예요"라고 먼저 말해준다. 그다음에는 환자 상태에 대한 전문가로서의 소견을 알려주고 필요하면 검사 처방을 하게 될 것이다. 다만 너무나 빠른 판단으로 인해 환자의 호소를 듣자마자 "그건 별것 아니에요"라고 대수롭지 않은 듯 말해버리면, 환자에 따라서는 자신의 증상이 얼마나 불편한지를 증명하기 위해 의사가 듣기에 불필요해 보이는 말을 장황하게 이어갈 수도 있다. 그리고 무엇보다 자신의 불편감을 단 한마디로 대수롭지 않게 결론 내버리는 의사에게 서운함이나 실망감을 느낄 수도 있다.

또 다른 사례를 살펴보자.

중년 여성이 조직검사 결과를 듣기 위해 외래를 방문했다면 어느 정도의 불안이나 걱정을 안고 있을 것이다. 더구나 딸과 동반한 상황에서 혹여나 나쁜 소식을 듣고 딸이 충격을 받지는 않을까 하는 걱정도 있을 수 있다. 조직검사 결과를 들으러 오는 대다수 환자의 심정을 이해하는 의사라면 환자를 맞이하는 말부터 그 상황에 맞출 것이다. "○○○ 님, 오셨습니까. 같이 오신 분은 누구신가요? 아, 따님이세요? 조직검사하시고 걱정 많으셨지요? 여기에 앉으십시오"와 같이 말이다. 만약 조직검사의 결과가 나쁘지 않다면 최종 결과를 먼저 알려주는 편이 좋다. 그러나 검사 결과가 환자에게 나쁜 소식이 된다면, 환자가 결과를 받아들일 수 있도록 차례대로 설명해야 하며, 이때 환자의 감정에 대한 지지 표현은 필수적이다.

한 유방외과 의사는 조직검사 결과상 암이라는 진단을 환자에게 전달한 후 이렇게 덧붙였다. "이런저런 생각을 많이 하셨겠지만, 그래도 충격이 크시죠." 환자의 상황에 대한 공감을 표현한 후, 환자의 팔에 손을 올리고 "그래도 빨리 발견하신 거고, 치료 잘 받으시면 회복할 수 있습니다"라며 위로의 표현을 잊지 않았다. 진료 후에 이루어진 인터뷰에서 환자는 다음과 같은 말을 남겼다. "오늘 암 진단을 받았어요. 어느 정도 예상은 하고 있어서 아주 당황스럽지는 않았지만, 마음이 참 무거웠어요. 그래도 의사 선생님이 수술 잘될 거라고, 열심히 관리하면 치료 잘되는 암이라며 힘이 되는 말씀을 해주셔서 정말 고맙더라고요. 의사의 수술 실력도 중요하지만 그가 어떤 마음가짐으로 환자를 대하는지도 치료에 큰 영향을 미치는 것 같아요. 오늘 진료를 봐주신 선생님은 그런 부분을 잘 알고 계신 분 같아서 믿음이 생겼어요."

그동안 만났던 의사들 중에는 공감empathy의 의미를 '동조'나 '동감' 혹은 '동정'과 혼동하는 분들도 있었고, 그 중요성을 인식하지 못하거나 공감을 어떻게 표현해야 하는지 모르겠다는 분들도 적지 않았다. 그런 분들에게 내가 알고 있는 공감의 의미를 말씀드린다. 공감의 다른 말은 '이해'다. 공감은 '나도 당신과 똑같이 생각하고 똑같이 느껴요'라는 의미가 아니라, '당신이 그렇게 생각하고 느낄 수 있다는 것을 이해합니다'라는 의미다. 즉, 공감은 환자가 느끼는 고통을 똑같이 느낌으로써 의사인 자신도 함께 괴로워지는 행위가 아니다. 상대의 고통에 대한 이해를 표현함으로써 의사가 치료 여정의 동반자라는 점을 환자에게 일깨워주는 행위다.

최근 한 대형병원에서 의료서비스의 질을 높이기 위해 '공감'이라는 주제의 프로젝트를 시작했다는 기사를 보았다. 프로젝트의 시작과 함께 병원에서 근무 중인 직원들 대상으로 프로젝트 슬로건을 공모했으며, 공모전을 통해 당선된 이 프로젝트의 슬로건은 '공감, 또 하나의 치료'였다고 한다. 또 하나의 치료로서 공감과 지지의 효력에 주목하는 의사가 많아지기를 바란다. 또한 공감과 지지를 적절히 표현하며 환자와 치료적 라포를 형성하는 건 인공지능 의사가 대체할 수 없는 인간 의사의 고유한 능력이며, 이러한 능력은 연습에 의해 개선될 수 있다는 점도 강조하고 싶다.

경청, 가장 효율적인
의사소통 방법(1)

의사가 환자를 만나는 초기 단계에서 이루어지는 대화가 '문진'이다. 주로 의사는 묻고 환자는 답한다. 의사는 환자의 답을 듣고 다음 질문을 이어간다. 효과적이고 효율적인 대화를 위해서는 질문을 잘하는 것도, 환자의 말을 잘 듣는 것도, 듣는 중에 상대방 발언의 의도와 감정을 헤아리고 적절한 반응을 보이는 것도 모두 중요하다.

사 례 1

40대 남성이 초진으로 하지정맥류 질환을 주로 보는 흉부외과에 방문한 상황이다.

의사: 불편한 증상은 무엇인가요?
환자: 정형외과에 갔더니….
의사: 본인이 느끼는 증상을 얘기하세요.
환자: 그건 없고요.

사례 1의 대화 내용을 보면 주 증상에 대한 의사의 질문에 환자는 정형외과에서 들은 이야기를 전달하려고 했던 것 같다. 하지만 의사는 정형외과라는 단어를 듣자마자 환자의 말을 끊었다. 환자가 불필요한 이야기를 하려 한다고 예단한 것이 아닌가 싶다.

의사와 환자 간 의사소통에 관한 서적이나 자료에 빠지지 않고 등장하는 말이 있다. 시간을 아끼기 위해 환자의 말을 듣지 않고 끊어버리려다가, 더 많은 시간을 낭비할 수 있다는 것이다. 위의 사례도 마찬가지다. 불편한 증상을 묻는 의사의 질문에 환자가 답했을 때 의사가 조금만 더 인내심 있게 들었더라면 어땠을까? 환자의 문제를 더 빠르게 알아내는 건 물론, 의사에 대한 첫인상도 더 긍정적으로 관리할 수 있었을 것이다.

환자의 호소를 잘 들었다면 다음에는 어떻게 대화를 진행해야 할까? 또 다른 사례를 통해 알아보자.

사례 2

60대 남성인 초진 환자가 비뇨의학과에 방문한 상황이다. 의사가 불편한 증상을 묻자 환자는 이렇게 말했다.

"제가 낮에는 아무렇지도 않아요, 낮에는. 그런데 밤에는 아주 여러 번 일어나서 소변을 봐요. 소변을 보려고 해도 끝이 이렇게 시큰시큰하면서 후끈거리기도 해요. 처음에는 잘 때는 아무렇지도 않은데 소변만 보러 가면 시큰거리면서…. 아무튼 소변을 보려고 할 때 끝이 열리면 나오는데, 열리기까지 시간이 좀 걸리고 그래요."

만약 당신이 이 사례 속의 의사라면 다음 대화를 어떻게 이어갈 것인지 잠시 생각해보길 바란다. 실제로 이 사례 속 의사는 환자가 말하는 동안 기록을 입력하느라 시선은 주로 모니터를 향해 있었고, 중간에 "네, 네" 정도의 음성 반응을 보였다. 이후 환자가 증상 호소를 마치자 의사는 바로 "기본적으로 전립선비대증이나 이쪽에 대한 검사를 좀 받으시고요. 필요하면 방광 기능 검사도 할게요"라고 말했다. 의사의 말을 들은 환자는 잠시 머뭇거리다가 다시 말을 시작했다. "선생님. 제가요, 낮에는 괜찮은데 밤이 문제예요" 하고 이어가는 말은 앞서 호소한 내용의 반복이었다.

환자는 왜 했던 말을 자꾸 반복할까? 장황하게 말하거나, 같은 말을 또 하는 환자의 말 습관만이 문제일까? 실제로 적지 않은 의사들이 사례 2의 의사처럼 행동한다. 환자의 증상을 들은 후 이해했다는 메시지는 생략하고, 바로 검사 처방을 하거나 자신이 하고자 하는 말을 하는 것이다. 물론 의사는 환자의 말을 잘 듣고 이해했기에 환자가 말한 내용이 어떤 질환의 증상인지 판단할 수 있었고 필요한 검사를 처방했을 것이다. 그러나 의사의 판단 과정을 알 수 없는 환자는 자신의 불편한 증상을 의사에게 정확하게 이해시키고 싶은 마음과 내가 말을 제대로 못 했나, 아니면 그가 내 말을 못 알아들었나, 하는 불안감 때문에 했던 말을 반복하기도 한다.

따라서 환자의 말을 잘 듣는 것도 중요하지만, 환자에게 당신의 말을 잘 알아들었다는 믿음을 주는 것도 중요하다. 예를 들어 사례 2와 같은 증상 호소를 들은 후 이렇게 말해줄 수도 있다. "그러니까 환자분은 밤에 자꾸 소변을 보고 싶은 게 문제군요. 또 소변을 보려고 하면 시큰거리는 증상이 있고, 소변을 보고 싶어도 빨리 나오지 않는 점도 불편하시고요. 그동안 고생 많으셨겠네요." 이처럼 환자가 말한 내용을 요약해서 확인하거나, 환자의 불편에 공감을 표현하는 말을 해주었다면 어땠을까? 환자가 했던 말을 되풀이하는 일도, 그만큼의 불필요한 시간을 낭비하는 일도 막을 수 있었을지 모른다. 대화는 생각, 감정, 정보 등의 메시지를 주고받는 행위다. 대화할 때 메시지를 효과적으로 전달하는 기술도 중요하지만, 상대방의 메시지를 잘 듣고 적절한 반응을 보여주는 것도 중요한 의사소통 기술이다.

경청, 가장 효율적인
의사소통 방법(2)

경청이란 무엇인가? 경청은 상대의 말속에 숨겨진 의도와 감정을 상대방 입장에서 듣고 이해하는 것이다. 그리고 자신이 주의 깊게 듣고 있음을 상대가 느끼도록 하는 것이다. 경청의 의미를 생각하며 다음 사례를 살펴보자.

사례

대장암 말기 진단을 받은 70대 여성 환자가 치료 방법을 논의하기 위해 남편과 함께 대장외과에 방문한 상황이다.

환자: 건강보험공단에서 종합검진을 받으라고 해서, 저기 뭐야⋯. ○○ 병원에서 한 지가 한 3년 되는데요. 피검사도 했고. 그런데 그사이에 말기까지 갔다는 게⋯.

의사: 피검사로는 잘 모르는 거예요.

환자: 잘 모르는 거예요?

의사: 내시경이 가장 정확해요.

환자: 그런데, 위내시경은 받았어요. 거기선 깨끗하다고⋯. 대장내시경은

안 받았어요.

의사: 대장내시경이 절차가 복잡해서 그래요. 장을 다 비우려면 시간도 좀 걸리고, 절차도 복잡하고, 힘들고요. 위내시경은 쉽게 하지만 대장내시경은….

환자: 그동안 그게 4기까지 갔다는 게, 그게 가장 당황스러워요.

보호자: 지금도 그렇지만 이 사람은 체중이 왔다 갔다 하는 게 없어요. 체중을 매일 재는데 맨날 정상이거든요. 그대로예요. 줄지도 않고 늘지도 않고. 그래서 참 이상하다, 어떻게 4기까지 갔을 때….

의사: 제가 말씀을 길게 들을 시간이…. 어쨌든 지금은 수술해서 이쪽 장을 떼어내고 반쪽도 손을 볼 수 있으면 손을 보는 게….(중략)

위 대화의 시작 단계에서 환자가 처음에 했던 말을 앞서 언급한 경청에 대한 정의대로 해석해보겠다. 환자가 말한 두어 줄의 문장에는 종합검진도 받으면서 건강 상태를 점검해왔음에도 갑작스럽게 대장암 말기 진단을 받은 현실을 받아들이기 쉽지 않고 당황스럽다는 환자의 감정이 숨겨져 있다고 볼 수 있다. 누구도 상대의 속마음을 독심술 하듯이 읽어낼 수는 없지만, 그가 처한 상황의 맥락을 살펴보면 상대가 느끼는 감정을 어느 정도는 이해할 수 있다. 만약 의사가 환자의 말속에 숨겨진 감정과 의도를 헤아려 듣고 이런 반응을 보였더라면 어땠을까. "그렇게 건강검진도 받고 관리를 해오셨는데, 암이 4기까지 진행되었다는 결과를 듣고 많이 당황스러우실 거예요. 이게 맞는 결과인가 싶기도 하실 거고요." 물론 3~4분 간격으로 환자를 봐야 하는 우리의 의료 현실, 그리고 환자 치료와 관련한 중요한 판단과 의사 결정을 끊임없이 해야 하는 의사의 입장을 고려했을 때, 환자의 말을 일일이 해석하고 그에 반응하라는 건 현실에 맞지 않는 발상이라고 생각할 수도 있다. 하지만 환자의 발언에 의사가 적절한 반응을 보이지 않았기 때문에 환자는 자신의 당황스러운 감정을 스스로 표현해야 했고, 보호자는 자신들의 논리를 뒷받침하기 위해 체중이 변하지 않았다는 증거까지 말해야 했다. 결국 시간은 시간대로 소모되었고, 무엇보다 환자는 자신을 치료해줄 의사에게 이해받지 못했다는 느낌을 받았을 가능성이 크다.

의사–환자 간 의사소통 연구 중 의사의 반응 방식에 관한 연구 결과를 살펴보자. 이 연구에 따르면 환자의 감정 단서에 공감하거나, 인정하거나, 지지하는 등의 긍정적인 반응을 보이는 의사 그룹의 평균 진료 시간은 일차진료 상황에서 17분, 외과 의사의 경우 12분이었다. 이에 비해, 환자의 말을 바로 끊거나 부정하는 반응을 보이는 의사 그룹의 평균 진료 시간은 일차진료 상황에서 20분, 외과 의사의 경우 14분이었다. 즉, 진료 중에 환자의 말에 긍정적인 반응을 보이며 대화한 의사 그룹의 평균 진료 시간이 그렇지 않은 의사 그룹의 평균 진료 시간보다 짧게 나타났다.*

환자도 자신의 말을 의사가 제대로 이해했다고 느끼게 되면 더는 같은 말을 반복하거나 길게 말할 이유가 없어진다. 그러나 반대의 경우, 자신이 말하고자 하는 바를 의사에게 정확히 전달하기 위해 더 많은 이야기를 하게 되며, 이는 진료 시간에도 영향을 주게 된다.

타인의 말속에서 진의眞意를 찾아내고, 그 속에 담긴 감정을 헤아리는 대화의 기술이 하루아침에 생겨나기란 어려운 일이다. 그러나 노력을 통해 대화 기술을 발전시켜간다면 환자와의 라포 형성에 도움이 될 뿐만 아니라, 진료 시간을 효율적으로 관리하는 데에도 도움이 될 것이다.

• Levinson W, Gorawara-Bhat R, Lamb J. "A study of patient clues and physician responses in primary care and surgical settings". *JAMA* 2000:284(8).

몸짓언어와
목소리 활용하기

다음은 진료 시작 단계에서 혈액종양내과 의사가 환자와 나눈 대화다.

사 례

항암 치료를 받고 있는 70대 남성이 혈액종양내과에 방문한 상황이다. 진료실 밖에서 대기하던 환자가 자신의 이름을 부르는 소리를 듣고 진료실 문을 연다.

의사: (미소 띤 표정으로 환자를 바라보며) 안녕하세요, ○○○ 님. 이번에는 좀 견딜만하셨어요?

환자: (말없이 한숨을 쉬며 자리에 앉는다.)

의사: (살짝 찡그리듯 표정이 바뀌며) 많이 힘드셨어요?

환자: 지난번보다 더 힘드네요.

의사: (안타깝다는 듯 나지막한 음성으로) 저런, 그러셨군요.

사례에 기술하지 못한 내용을 보충하자면 다음과 같다. 의

사가 앉은 의자는 환자가 앉아 있는 방향으로 돌려져 있다. 의사의 상체는 환자를 향해 살짝 기울어져 있다. 의사는 몇 마디하지 않았지만, 그녀의 몸짓언어는 언어보다 강력한 메시지를전달한다.

'당신의 상태가 어떤지 많이 궁금하고 걱정스러웠어요.'

'이번에는 덜 힘드시길 바랐는데 안타깝네요.'

'제가 당신을 도와드릴게요.'

진료실 문을 여는 환자와 눈을 맞추며 보였던 밝은 표정, 환자의 한숨 소리를 듣자마자 걱정스러운 듯 살짝 찌푸리던 미간, 안타까움이 담긴 목소리, 환자를 향해 있는 자세가 그렇게말하는 듯하다. 혈액종양내과 의사인 그녀가 항암 치료 과정에있는 환자들에게 공감을 표현하는 효과적인 방법 중 하나는 적절한 비언어非言語*를 활용해 소통하는 것이었다.

수많은 의사의 진료상담 장면을 모니터링하면서 중요한 사실을 확인할 수 있었다. 환자의 신뢰와 높은 만족도를 얻는 의사들은 예외 없이 비언어적 의사소통에 능하다는 사실이었다.

• 비언어란 생각이나 감정을 표현하거나 전달하는 데 쓰이는 언어가 아닌 몸짓, 손짓, 표정 따위의 신체 동작을 통틀어 이르는 말이다.

첫째, 그들의 표정에는 '변화'가 있다. 최소한 환자를 맞이하는 순간에는 웃으면서 환자를 반긴다. 또한 좋은 소식은 미소와 함께, 나쁜 소식은 진지하고 안타까운 표정으로 전달한다.

둘째, 환자와 눈을 맞추며 대화하는 시간을 가지려고 노력한다. 현실적으로 환자 기록과 자료가 모두 저장된 컴퓨터의 모니터를 보는 시간은 당연히 길어질 수밖에 없다. 그래도 처음 인사를 나눌 때, 어디가 불편해서 왔는지 묻는 순간에는 최소한 2, 3초 이상 환자를 응시한다. 모니터 영상을 보면서 설명할 때도 중간중간 환자를 보며 자신의 설명을 이해하고 있는지 확인한다.

셋째, 개방적인 자세로 대화한다. 환자를 바라볼 때 고개만 돌려 바라보는 것이 아니라, 짧은 시간이라도 환자를 향해 몸의 방향을 돌려(가능하면 상체와 하체가 모두 환자를 향하도록) 대화하는 시간을 가진다.

넷째, 음성이 단조롭지 않고 음의 고저가 있으며, 말투가 부드럽다. 쉼 없이 말하기보다, 말하는 도중 잠시 말을 멈추기도 하면서 자신이 전달하려는 내용을 상대가 이해할 수 있도록 돕는다.

다섯째, 신체 접촉을 적절히 활용한다. 특히 노인 환자에게 친근감을 표현하거나, 상태가 좋지 않은 환자를 위로하거나 격려하는 상황에서 환자의 어깨나 팔 부위에 가볍게 손을 올리는 동작을 한다.

미국의 사회심리학자인 앨버트 메라비언의 연구에 따르면 의사소통에서 비언어가 차지하는 영향력은 93% 정도로 매우 높다. 의사-환자 간 의사소통에서도 비언어적 의사소통, 특히 '목소리'의 중요성을 말해주는 흥미로운 연구 결과가 있다.

2002년, 의학자 웬디 레빈슨은 외과계 의사 65명이 환자와 대화하는 장면을 녹음했다. 의사 65명 중 절반은 의료소송을 당한 경험이 두 번 이상 있었고, 나머지 절반은 소송당한 경험이 없는 의사들이었다. 레빈슨의 연구에 따르면 일상적 진료 중의 의사-환자 대화를 분석하는 것만으로도 두 그룹의 차이를 발견할 수 있었다고 한다. 환자로부터 고소당한 경험이 없는 의사는 고소당한 경험이 있는 의사들에 비해 "우선 진찰해보고 나서 함께 문제를 이야기해봅시다", "나중에 질문할 시간을 드리겠습니다"와 같이 환자가 편안할 수 있도록 배려하는 표현을 즐겨 사용했다. 또한 환자의 말에 적극적인 경청 자세를 보였고 진료 중에 웃거나 유머를 보이기도 했다. 놀라운 점은 환자에게 주는 정보의 양과 질 측면에서 두 의사 그룹 간에

별다른 차이가 없었다는 점이다. 두 그룹의 차이는 오직 '어떻게 이야기하는가?'였다.

이 연구에서 가장 흥미로운 부분은 '목소리 톤'에 대한 평가였다. 즉, 두 그룹의 의사가 환자에게 말하는 음성 파일을 기술적으로 처리하여 대화 내용을 소거한 후, 억양과 음조 그리고 리듬만을 가지고 목소리 톤에서 어떤 감정이 느껴지는지를 평가했다. 따뜻함, 적대감, 우월감, 불안감 같은 변수 중, 목소리 톤에서 우월감이 느껴지는 경우 고소당하는 그룹에 속할 확률이 높았다. 반면 목소리에 우월감이 적고 근심이 더 배어 있는 경우에는 고소당하지 않는 그룹에 속할 가능성이 컸다.*

누군가와 대화하는 상황에서 서로가 느끼는 감정은 비언어를 통해 자연스럽게 드러난다. 그리고 대부분의 사람은 말의 내용을 논리적으로 이해하지 못할 때에도 비언어를 통해 드러나는 상대의 감정은 비교적 쉽게 느낀다. 의사가 실제로 했던 말에 대한 기억보다, 의사가 자신을 대했던 표정과 목소리에 대한 기억이 환자에게는 더 오래 남을 수 있다.

• 말콤 글래드웰. 《블링크》. 이무열(옮김). 21세기북스. 2016.

환자의 신뢰를 떨어뜨릴 수 있는
비언어적 행동들

"컴퓨터로 기록을 보느라 환자와 눈을 맞추고 대화하기 어렵다는 생각은 했지만, 제가 저 정도로 환자를 안 보는 줄은 몰랐어요."

"제가 평소에도 잘 웃는 사람은 아니지만, 저렇게까지 표정이 굳어 있는 줄은 몰랐어요. 환자들이 보면 무서워 할만도 하네요."

"정상 속도로 영상을 재생하는 거 맞죠? 제 말이 저렇게 빨랐나요?"

이는 자신의 진료 장면을 촬영한 동영상을 본 의사들이 흔히 보이는 반응이다. 어떤 의사는 안경 너머로 환자를 보는 시선이 유독 날카로워 보였다. 자신의 모습을 영상으로 확인한 그 의사는 노안으로 돋보기 안경을 쓰기 시작한 이후 좋지 않은 시선 처리 습관이 생긴 것 같다며, 다초점 렌즈로 된 안경을 사용하면 나아질지를 물었다. 자신의 의도와 상관없이 좋지 않은 습관을 갖게 된 경우 그 행동을 알아차리는 순간 변화가 시작될 수 있다. 이러한 발견은 동영상 모니터링의 가장 큰 이점이기도 하다.

환자와의 원활한 소통에 방해될 뿐만 아니라 신뢰감을 떨어뜨릴 수 있는 의사의 비언어 행동의 대표적인 유형은 다음과 같다.

- 냉담하거나 굳어 있는 표정
- 몸은 모니터를 향한 채로 고개나 눈동자만 돌려서 환자를 바라보는 시선
- 딱딱하게 느껴지는 말투나 단조로운 어조의 웅얼거리는 듯한 목소리
- 말하는 내용을 이해하기 어려울 정도로 빠른 말하기 속도
- 구부정하게 앉았거나, 의자 등받이 혹은 팔걸이에 기댄 자세
- 환자의 신체 등을 손가락으로 가리키는 동작
- 들고 있던 펜을 손으로 돌리며 대화하거나, 펜이나 손가락으로 책상을 두드리는 등의 습관
- 자신의 얼굴이나 목 등 신체 특정 부위를 만지작거리는 습관

이비인후과나 응급실, 또는 회진 상황처럼 의사가 주로 서서 환자를 만나는 상황일 때 자주 보이는 비언어 행동도 있다. 팔짱을 끼거나, 주머니에 손을 넣거나, 허리에 손을 올리는 자

세가 대표적이다. 이는 모두 대화 상황에서 권장하지 않는 자세다. 팔짱을 끼는 자세는 자신을 드러내고 싶지 않고 상대를 받아들일 생각도 없다는 뜻으로 전달될 확률이 높으며, 양손을 주머니에 집어넣는 것은 대화에 끼고 싶지 않을 때 흔히 하는 동작이다. 허리에 손을 올리는 자세는 공격성을 의미한다. 따라서 서서 대화할 때는 두 손은 자연스럽게 내린 것을 기본자세로 하되, 말하는 내용에 따라 손동작을 적절히 사용하는 것이 좋다.

그러나 더 권장하고 싶은 점은 대화는 되도록 '앉아서' 하라는 것이다. 환자가 누워 있거나 앉아 있는 상황에서는 의사가 서서 이야기하기보다, 침상이나 의자에 앉아 대화를 나눌 때 환자는 심리적으로 안정감을 느끼고, 의사의 말에 대한 집중도 역시 높아질 수 있다.

의사의 말 습관과
환자 호칭법

다음은 의사가 진료 중에 환자에게 했던 말들이다. 각 문장에서 잘못된 표현을 찾아보자.

- 위축성 위염의 원인은 그냥 연세 드시면서 생기시는 분들도 있고요.
- 빈혈이 급성으로 오실 수 있어요.
- 환자분은 간 수치가 많이 올라가셨을 때는 98까지도 가셨고, 지난번에는 58 나오셨어요.
- 환자분은 저혈당이 오실 수도 있어요.
- 새로운 병이 생기신 거예요.
- 통증이 언제부터 오신 거예요?

아쉽게도 모든 문장마다 잘못된 표현이 있다. 위축성 위염이나 빈혈은 '생기시는' 게 아니라 '생기는' 것이고, 간 수치는 '올라가시거나 나오시는' 게 아니라 '올라가거나 나오는'으로 표현하는 것이 옳다. 모두 대화 상대인 환자를 높이려다가 환자가 아닌 엉뚱한 대상을 높인 잘못된 표현들이다. 젊은 의사 중에 이런 표현을 쓰는 이들이 생각보다 많고, 문제를 지적하면 대부분은 의식하지 못한 채 써왔다며 민망해한다.

그 외에도 언젠가부터 의사를 포함한 병원 직원들이 "하실 게요"라는 표현을 자주 사용한다. 원래 '-ㄹ게요'는 1인칭 화자의 의지를 나타내는 말인데, 상대에게 무언가를 요청하는 상황에서 "침대에 누우실게요", "팔 좀 올려보실게요", "무릎 세워보실게요", "밖으로 나가실게요", "안으로 들어오실게요" 하는 말은 잘못된 표현이다. "침대에 누우세요", "팔 좀 올려보세요"와 같은 지시형 표현이 너무 딱딱하게 느껴진다면, 문법에도 맞지 않는 어색한 표현보다는 "침대에 누워보시겠어요?"와 같은 가벼운 청유형 표현을 쓰는 편이 낫다. 물론 이럴 때도 "배를 한번 만져볼게요. 이쪽에 머리를 두고 침대에 누우시겠어요?"처럼 누워야 하는 이유를 먼저 밝히는 것이 좋다.

그 외에 불필요한 단어를 반복해서 말하는 습관을 지닌 의사들도 꽤 있다. 다음은 한 치과 의사가 환자에게 했던 설명이다. 무엇이 문제인지 생각해보자.

"앞니는 좀 더 염증 조절을 좀 해봐야 다음에 뽑거나 뭔가를 안에 이식할 때 좀 도움이 될 것 같아요. 그 전처치를 오늘 추가로 좀 해드리게 될 것 같아요. 전체적으로 스케일링을 확인한 후 앞니만 좀 마취해서 안을 좀 더 정리할게요. 마취할 때는 좀 불편하실 것 같아요."

이 의사는 모든 문장에 '좀'이라는 단어를 습관적으로 쓰고, 말끝을 맺을 때는 "같아요"라는 표현을 자주 사용했다. 의사의 이러한 말 습관은 환자가 내용을 집중해서 듣는 데 방해가 될 수 있고, 전달하는 메시지의 신뢰도를 떨어뜨릴 수 있어서 주의해야 한다. 다만 자신의 말 습관은 스스로 발견하기 쉽지 않아서 진료 대화를 녹화해서 보거나 녹음해서 들어보는 것이 좋다.

다음으로 호칭 문제를 살펴보자. 우리는 서양처럼 서로 자유롭게 이름을 부르며 대화하는 문화가 아니다. 그러다 보니 대화 상대를 어떻게 불러야 할지 고민되는 경우가 꽤 있다. 이런 고민의 결과인지는 몰라도 식당에서는 종업원을 부를 때 '언니', '이모' 등의 가족 호칭을 사용하고, 종업원 역시 손님을 '아버님', '어머님' 등으로 부르기도 한다. 병원도 예외가 아니어서 비교적 젊고 친절한 의료진은 환자를 부를 때 '아버님', '어머님'과 같은 가족 호칭을 종종 사용한다. 환자에 따라서는 자신을 그와 같이 부르는 의사나 간호사를 친절하다고 생각하거나 친밀하게 느낄 수도 있지만, 오히려 가족 호칭을 불편하거나 불쾌하게 느끼는 환자도 있을 수 있다. 사오십대지만 미혼이거나 자식이 없는 이들에게는 '아버님', '어머님' 같은 호칭이 불편할 수 있다. 비슷한 맥락에서 요즘은 할머니를 할머니라 부를 수 없고, 할아버지를 할아버지라 부를 수 없는 시대라고 한다. 나이는 들었지만 자신이 아직 젊다고 생각하는 이들이 점점 많아지면서 노인 취급받는 것을 달갑지 않게 받아들이는 경우가 많기 때문이다.

노인 환자를 많이 보는 한 의사가 어떤 환자는 '○○○ 님'이라고 부르고 어떤 환자에게는 '어르신'이라는 호칭을 사용하기에 구분하는 기준이 있는지 질문한 적이 있다. 그 의사가 말하길, 자신의 부모님과 비슷하거나 더 나이가 많은 분들께는 '어르신'이라는 호칭을, 그보다 젊은 분들은 그냥 성함으로 부른다는 것이었는데, 우리 문화를 고려했을 때 적절한 구분이 되겠다고 생각했다.

이러한 고민이 부담스러운 분들에게 세태를 반영하여 권장하는 호칭 방법은 환자의 이름을 부르는 것이다. 다만 이름을 부를 때 이름 뒤에 '님'을 붙일 것이냐, '씨'를 붙일 것이냐는 선택이 남아 있다. 우리말 예법대로 한다면 자신보다 연령대가 높은 환자에게는 이름 뒤에 '님'을 붙여서 부르고, 연령대가 낮은 환자에게는 '씨'를 붙여서 불러도 된다. 굳이 구분하기 귀찮을 때는 모두 '○○○ 님'으로 부르면 안전하다.

한 가지 더. 환자를 부를 때 이름을 확인할 수 있는 상황임에도 습관적으로 '환자분'이라는 호칭을 사용하고 있진 않은지 생각해보았으면 좋겠다. '환자'는 말 그대로 '아픈 사람', '병을 가진 사람'이라는 뜻이다. 환자로서도 자꾸만 환자로 불리는 건 그리 유쾌한 일이 아닐 것이다. 김춘수의 시 〈꽃〉의 한 구절처럼, 누군가의 이름을 불러준다는 것은 그 사람을 개별적인 존재로 인정한다는 뜻이고 기억한다는 의미이다. 수많은 환자 중 한 명이 아닌, 한 사람으로서 그를 대접해주는 한 방법이 그의 이름을 불러주는 것이다.

질병의 낙인효과를 이해하고
올바르게 대화하기

수년 전 국내 C형간염 바이러스와 관련된 위험인자를 조사하여 논문으로 발표한 적이 있다. 서구에서는 C형간염 바이러스가 발견되기 전(1992년 이전) 바이러스에 오염된 혈액을 수혈받거나, 마약 남용 시 주사기 공유, 그리고 남성 간 성교 경험 등이 이 병의 주요 위험인자로 밝혀져 있었다. 그러나 관련된 국내 연구가 없고, 예방백신이 없는 병이라 우리나라 환자들에게서 감염 관련 위험인자를 알아내 일반 인구가 그 위험인자를 피하도록 홍보할 필요가 있었다. 그래서 국내 환자들을 대상으로 설문한 결과 과거 수혈의 병력, 주사침에 찔리거나 다양한 침습적 시술의 병력(문신, 피어싱 등), 주사용 마약 남용, 성관계 상대방 수가 많은 경우 등이 국내 C형간염의 감염 위험인자라는 연구 결과를 얻었다.

그런데 어느 날, 이 연구 결과를 신문에 보도했던 기자가 한 C형간염 환자에게서 전화를 받았다. 여러 상대방과의 성관계가 C형간염의 한 위험인자가 될 수 있다는 보도를 읽은 그 환자의 남편이 그녀의 과거를 의심했고, 이로 인한 다툼으로 인해 결국 이혼 위기에 처하게 됐으니 그 기사를 쓴 기자를 고소하겠다는 내용이었다. 이 사건 이후, 의학적으로 타당한 질문에 답하기 위해 수행했던 연구 결과가 일파만파의 예상할 수 없는 영향력을 미칠 수 있음을, 특히 언론 보도를 위해 기자와 인터뷰할 때는 매우 주의하여 설명해야 함을 배웠다. 이러한 보도들이 약간의 선정성을 띠고 발표되면 사람들은 그 질병에 쉽게 편견을 가지게 되고, 질병을 앓고 있는 환자들은 억울하게 부정적인 낙인이 찍히게 된다.

병의 이러한 '낙인효과'는 인간의 역사에서 오래된 현상이다. 가장 대표적인 낙인효과는 눈으로 그 병의 징후가 보이는 한센병, 결핵, 그리고 최근에는 에이즈와 같은 병에서 흔히 볼 수 있다. 특히 한센병의 경우 기원전부터 사람들에게 강렬한 두려움과 혐오감을 유발하면서 환자를 공동체에서 소외시켰다. 소록도에서 평생을 헌신했던 서양인 간호사 마거릿과 마리안느처럼 환자를 오래 돌봐도 감염이 잘 되지 않는 병임에도 불구하고, 일제 강점기 때는 잘못된 지식으로 인해 환자들을 격리하고 불임시술까지 강제하는 인권 침범이 일어나기도 했다.

유방암과 자궁암 그리고 백혈병을 앓았으며, 친구가 에이즈로 죽는 모습을 지켜보았던 미국 작가 수전 손택이 저술한《은유로서의 질병》에는 각종 질병에 대한 편견으로 인해 초래되는 차별과 배제의 낙인효과가 잘 기술되어 있다. 손택은 "질병은 그저 질병일 뿐이며 치료해야 할 그 무엇일 따름이다"라고 선언하면서 질병에 대한 은유와 편견으로부터 저항하고 자유로워져야 할 것을 주장한다.

바이러스 간염도 전염될 수 있는 병이다. 그래서 나의 환자들은 쉽게 낙인효과의 피해자가 된다. 심지어 B형간염 환자의 직장 동료가 옆 책상을 사용한다는 이유로 간염이 옮을까 봐 싫다는 표현을 했던 경우도 있었고(B형간염 또는 C형간염은 같은 직장에 근무한다고 해서 전염될 가능성이 전무하다!) 가정에서 C형간염 환자의 수건이나 식기를 구분해서 쓰거나, 사용한 건 소독해야 한다는 완전히 잘못된 지식을 가지고 스스로 고통을 초래하는 경우도 있다. B형간염이 있는 친정어머니에게 아이를 맡겨도 되는지 몰래 물어보는 자녀들도 종종 있다. 간염 전문가로서 나는 부당한 행동을 하는 직장 동료에게 보낼 소견서를 써주기도 하고, 환자들에게는 식구들과 같이 밥을 먹고 찌개를 같이 떠

먹어도 되며 마음껏 아기를 안아주고 뽀뽀해주라고 말한다. 이런 설명을 자세히 해주면 환자들은 그간 겪은 어려움을 떠올리며 눈물을 줄줄 흘리기도 한다. 물론 칫솔이나 면도기와 같이 혈액 접촉이 있을 수 있는 도구를 공유하지 말라는 것, 산모가 B형간염이 있을 경우 임신 후반에 치료하고 아기에게 예방접종을 적절히 하면 B형간염의 수직감염을 막을 수 있다는 것, 간염이 있다고 해서 모유 수유를 못 할 이유가 없다는 것 등의 설명을 추가한다.

근거 없는 지식이나 정확한 지식의 부재로 생기는 질병에 대한 편견과 낙인효과는 그렇지 않아도 육체적 질병으로 어려움에 처한 환자들에게 사회적 또는 심리적인 어려움을 가중시킨다. 의사들은 이런 낙인효과를 이해하고, 환자가 부당한 편견에서 벗어나도록 도와주어야 한다. 환자들도 질병은 그저 질병일 뿐이며, 올바른 치료법을 찾아 치료하면 된다는 마음가짐으로 질병에 대한 타인의 편견에 적극적으로 대응하고 스스로도 그 편견으로부터 자유로워져야 한다. 의료진들은 사회적인 편견을 타파하기 위해 적극적으로 환자와 가족 및 일반 대중에게 정확한 지식을 전달해야 한다. 이런 예민한 문제들을 피하고 싶어서 관련된 연구 자체를 하지 않거나 보도를 피하는 것은 옳지 않다. 예를 들어 '간염이나 에이즈가 있는 산모의 모유에서 바이러스가 검출되는가?', '그 어머니의 모유를 먹고 자란 아기와 우유를 먹고 자란 아기들 간에 간염이나 에이즈 감염률의 차이가 있는가?'와 같은 질문에 관한 연구를 해야 모유 수유를 해도 되는지, 안 되는지 그 근거를 제시할 수 있기에 연구는 계속 수행되어야 한다. 만약 다른 나라의 연구 결과가 있더라도 여러 상황이 다른 우리나라에서 국내의 사례를 통해 직접 간염이나 에이즈 감염의 원인 경로를 밝혀야 일반인들에게 그것을 피하도록 교육하고 홍보함으로써 예방의 길이 열리게 된다.

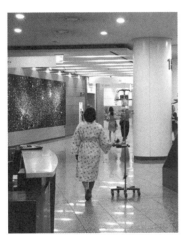

의사는 질병의 낙인효과를 이해하고 적극적으로
환자를 도와야 한다.

일반적 진료 상황에서 듣고 말하기

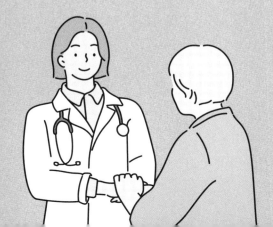

환자에게 좋은
첫인상을 주는 말과 행동

심리학에는 '초두효과primacy effect'라는 개념이 있다. 초두효과란 먼저 제시된 정보가 나중에 들어온 정보보다 전반적인 인상 형성에 더 강력한 영향을 미치는 것을 말한다. 흔히 첫인상이 중요하다고 말하는 것은 이 때문이다. 그렇다면 환자에게 좋은 첫인상을 주는 의사의 말과 행동에는 어떤 것들이 있을까?

가장 먼저, 진료실로 들어서는 환자를 바라보며 미소 띤 표정으로 인사말을 건넨다. 이때 중요한 건 환자를 힐끗 쳐다보는 것이 아니라 환자의 얼굴에 시선이 잠시 머물러야 한다. 약 2, 3초 정도의 시간을 투자하면 된다. 문제는 병원들이 전산을 통해 환자의 의무기록을 관리하다 보니, 의사 대부분이 환자가 진료실로 들어올 때 컴퓨터 모니터만 보게 된다는 사실이다. 이 역시 환자를 위한 일이긴 하다. 하지만 진료실에 들어온 환자를 힐끗 보고 바로 시선을 모니터 쪽으로 돌리거나, 아예 모니터를 보며 인사말을 하는 순간 환자는 의사가 자신을 형식적이고 사무적으로만 대한다는 인상을 받게 된다.

다음으로는 환자의 이름을 확인하거나 부른다. 말 그대로 환자를 확인하기 위한 안전 측면의 목적도 있고, 당신이 누구인지 안다는 걸 환자에게 알려주려는 목적도 있다. 환자 안전 규정에 맞춰 개방형 질문으로 이름을 묻고, 이중으로 환자를 확인하는 과정이 필요한지 여부는 병원의 상황에 따라 달라질 수 있다. 만약 진료실마다 의사를 지원하는 직원이 따로 배치되어 있어서 진료실 입실 전 환자 확인을 철저히 하는 경우라면 어떨까? 의사는 "〇〇〇 님 안녕하세요?"라고 이름을 부르며 인사말을 하거나, 인사말을 한 후 "〇〇〇 님이시지요?"라고만 간단히 물어도 된다. 그러나 지원하는 직원이 없는 경우라면 의사가 직접 "성함이 어떻게 되시죠?", "주민등록번호 앞자리를 말씀해주세요"와 같이 안전 규정에 맞춰 환자 확인을 하는 것이 좋다. 다만 "성함이 어떻게 되시죠?", "생년월일이 어떻게 되십니까?" 등의 폐쇄적 질문을 할 때는 말투에 신경 쓸 필요가 있다. 차갑고 사무적인 말투로 질문하면 환자는 자칫 취조받는 듯 느낄 수 있기 때문이다.

인사말을 하고 환자의 이름을 부르거나 확인했다면, 다음에는 상황에 따라 적절한 말을 건넨다. 다만 시작 단계라는 점을 고려했을 때 환자에 대해 잘 파악하고 있다는 메시지를 전하면 초기 라포 형성에 도움이 될 수 있다. 모니터링을 하다 보면 진료상담 중 전산으로 확인해야 할 환자 정보를 환자에게 직접 묻는 의사들이 있다. 수술을 마치고 외래에 방문한 환자에게 수술을 집도했던 의사가 "수술은 하셨던가요?"라고 묻거나, 치료 중인 환자에게 "어느 쪽이 불편하셨지요? 왼쪽이시던가?" 라고 묻는 것은 감정적인 섭섭함을 넘어, 의사에 대한 신뢰도에 영향을 줄 수 있다. 다만 이러한 질문이 기록 확인을 제대로 하지 않아서가 아닌, 기록상의 내용을 확인하기 위한 목적이었다면 "정확한 확인을 위해 다시 여쭙겠습니다. 아픈 다리가 어느 쪽이었지요?"와 같이 묻는 것이 좋다.

다음은 상담 초반 단계에서 의사가 환자에 대해 잘 파악하고 있음을 알려주는 예시 문장이다.

> "지난번에는 속 쓰림 증상 때문에 오셨지요. 벌써 1년 전이네요. 오늘은 어디가 불편해서 오셨습니까?"
> "방사선 치료를 마치고 2개월 만에 뵙네요. 그간 잘 지내셨습니까?"
> "수술하신 날짜가 ○월 ○일이니까 이제 열흘 정도 되었네요. 불편한 점은 없으셨습니까?"

"이 병원의 내분비내과 ○○○ 선생님 진료를 받고 계시네요. 이번에는 안과 쪽 검사가 필요하다고 해서 오신 거군요."
"이틀 전에 배가 아파서 병원 응급실에 오셨군요. 그날 CT 검사도 받으셨고요."

한 가지 덧붙이자면, 환자 기록을 확인하는 시간이 길어지는 경우 "잠시 기록 좀 확인하고 말씀드릴게요" 등의 말을 하는 것이 좋다. 아무 말 없이 의사가 계속 모니터만 보고 있으면 환자는 불안감을 느끼게 되고, 때로는 불필요한 걱정이 커질 수 있기 때문이다.

환자의 의무기록 리뷰 외에, 개인적인 관심을 표현함으로써 라포를 형성할 수도 있다. 병원과 거리가 있는 곳에 거주하는 환자라면 "오늘도 ○○에서 아침 일찍 출발해서 오셨습니까? 멀리서 오시느라 고생 많으셨네요"와 같은 말을 건넬 수 있다. 혹은 "그동안은 주로 큰 따님이랑 오셨잖아요. 오늘 함께 오신 보호자분은 처음 뵙는 것 같습니다", "지난번에 여행 간다고 하셨는데 잘 다녀오셨습니까?"와 같이 환자에게 적절한 관심을 표현한다. 진료 모니터링을 하며 만났던 어떤 의사들은 진료하며 알게 된 환자의 신상이나 개인 정보를 환자 차트에 기록해

두고 다음 만남 때 그 내용을 활용하기도 했는데 이는 매우 유용한 방법이다. 자신을 수많은 환자 중 한 명이 아닌, 한 사람으로 기억해주는 의사에게 대부분의 환자는 고마움을 느끼기 때문이다.

그 외에 매번 자리에서 일어나 환자를 맞이하던 의사, 환자에게 악수를 청하던 의사의 사례도 기억에 남는다. 처음 만난 환자에게 "저는 종양내과 의사 ○○○입니다"라며 자신을 소개하던 의사도 있었다. 특히 검사 및 시술 상황, 응급실, 중환자실, 수술실 등에서는 여러 의료진이 환자나 보호자를 만나게 된다. 그런 경우 환자와의 첫 대면 상황에서 "저는 ○○과 의사 ○○○입니다"처럼 어느 진료과 소속인지 알려주는 것만으로도 신뢰감 있는 첫인상을 만들 수 있다.

신체 검진을 하며
환자를 배려하는 법

의사의 신체 검진은 병력 청취와 함께 필수적인 진료 과정이지만, 실제 진료실에서는 시간이 부족하다는 이유로 생략되거나 무시되는 경우가 많다. 그러나 병력 청취에 이어 환자의 몸을 검진함으로써 그 병력을 더 세밀하게 이해할 수 있고 진단에 이르는 과정에 확신을 더하게 된다. 또한 병력 청취만으로 미처 파악하지 못했던 이상 소견을 발견할 수도 있다. 신체 검진은 관찰하고(시진) 만져보고(촉진) 두드려보고(타진) 청진기를 통해 듣는(청진) 과정이다. 이 과정을 거치면서 의사와 환자가 전인적으로 접촉하고 친밀감을 형성해갈 수 있다. 그리고 신체 검진을 통해 의사는 환자에 대해 좀 더 깊이 있는 통찰력을 가지게 된다.

의사가 신체 검진에 앞서 준비해야 할 것은 환자에 대한 배려심과 관심이다. 환자를 당황스럽게 해서는 안 되며, 옷이나 방포 등으로 환자의 예민한 부위를 가려주고, 진찰하는 중에 환자가 불편하지는 않는지 살펴야 한다. 의사의 손이 너무 찰 때는 핫팩 등으로 미리 손을 따뜻하게 하는 것도 하나의 방법이고, 사정이 여의치 않으면 손이 조금 찬데 놀라지 않으셨으면 좋겠다는 양해를 구할 수도 있다. 검진하면서 환자와 가볍게 대화를 이어가도 좋지만 끊임없이 말해야 할 필요는 없다.

환자가 어떤 자세를 취해야 할 때는 쉽게 설명하면서 자세를 잡도록 도와준다. 예를 들어 복부를 검진할 때는 복부의 긴장을 풀기 위해 등을 침대에 대고 천장을 보고 눕는 자세에서 무릎을 구부리도록 한다. 환자가 불편하지 않도록 사적인 공간을 확보한 다음, 배를 진찰하기 위해 상의를 가슴 쪽으로 올려주도록 부탁한다. 그리고 배가 드러나면 복부의 모양이나 피부 등을 관찰하고 복부를 만져보게 되는데, 환자가 아프다고 하는 부위는 가장 나중에 만지도록 한다. 즉, 아픈 곳에서 가장 먼 부위부터 조심스럽게 눌러보면서 아픈 곳을 찾아 서서히 접근한다. 아픈 부위는 가볍게 살살 누르고 압통과 반발통이 있는지 확인한다. 복수가 의심될 때는 환자가 누워 있는 위치에서 타진을 하고, 다시 몸을 옆으로 기울여서 타진한다. 청진기로 장음이나 혈류 이상에 의한 소리를 확인한 뒤 복부 검진을 마친다.

복통이나 복부 팽만을 주소로 온 환자라도 머리부터 눈과 목, 흉부를 진찰하여 복부 이외의 다른 질병, 예컨대 심장이나 폐의 이상 소견, 갑상선 비대 등의 추가적인 문제를 찾아야 한다. 진찰 과정에서 과거 수술한 흔적이나 신체 손상의 흔적을 발견하면 추가적인 병력을 물어볼 수 있고, 환자에게서 담배 냄새가 나거나 옷 주머니에서 담뱃갑이 나올 때는 금연에 대한 권고를 부드럽게 할 기회가 될 수 있다.

신체 검진을 마무리할 때는 검진에서 특이 이상 소견이 없었다, 혹은 복통의 양상이 응급수술을 필요로 하는 심각한 문제는 아니다, 복수가 많으니 복수 천자 등의 시술이 바로 필요하다 등 검진 결과를 간략히 요약하여 환자에게 알려주도록 한다. 이렇게 신체 검진을 잘 마치고 나면 환자는 자신의 문제를 의사가 제대로 파악했다는 느낌을 받고 의사에 대한 신뢰가 높아지면서 이후 진료도 수월하게 진행된다. 그러나 안타깝게도 한국의 진료실에서 정밀한 신체 검진을 하기란 상당히 어려운 일이 되어가고 있다. 심지어 흉부 청진을 하던 중, 나에게 청진기를 대준 의사가 처음이라고 말하는 환자도 있었다.

처음 만나는 신환의 경우 간단한 문제를 호소한다고 해도 환자가 원치 않는 게 아니라면 신체 검진을 하는 편이 좋다. 병력 청취와 신체 검진을 충실하게 진행하면 병의 진단과 치료

계획을 70~80% 이상 세울 수 있기 때문이다. 이어지는 검사들은 이미 추정한 진단을 확인하는 역할을 하면서 빠르게 치료로 연결될 수 있게 해준다.

실제로 촉진, 즉 의사가 환자를 터치touch하는 것은 가장 오래되고 효과적인 의술이라는 말이 있다. 간암으로 처음 진단받고 치료를 앞둔 70대 여성 환자는 불안해하면서 의사인 내게 손을 잡아달라고 요청했다. 나는 환자의 손을 힘 있게 잡고 치료가 잘될 거라고 말해주었다. 환자는 나중에 퇴원하면서 그날 손을 잡아주어서 마음이 크게 안심됐다는 말을 남겼다. 또 어떤 젊은 알코올 간경변증 환자는 진료실에 와서 진료를 보고 헤어질 때 언제나 자신의 어깨를 쓰다듬어 달라고 요청한다. 그래서 나는 매번 그 환자의 어깨를 토닥거려준다.

나의 경우 임상 경험이 늘어가면서 환자들과 더 많이 터치하게 되는 것 같다. 신체 검진을 위한 촉진이나 환자를 격려하기 위한 터치 등 환자에 대한 의사의 배려 깊은 신체적 터치는 치유의 본질에 가까운 기술이자, 비용 효과 측면에서도 더없이 좋은 치료술이다.

검사 처방을 할 때
환자 납득시키기

병원에서 모니터링을 하다 보면 간혹 환자와 직원이 실랑이 벌이는 장면을 목격할 때가 있다. 정확하고 신속하게 검사를 진행해야 하는 검사실에서 환자가 이 검사는 왜 하는 거냐며 직원에게 검사의 목적을 꼬치꼬치 묻기도 하고, 조영제 사용에 관해 사전에 들은 바가 없다고 따지거나, 자신은 다리가 아픈데 왜 허리 사진을 찍냐며 항의하는 이들도 있다. 또 운동부하 검사를 진행하려는 상황에서 환자가 자신은 무릎수술을 해서 걷는 것도 힘든데 어떻게 뛰면서 검사를 하라는 거냐며, 이런 검사인 줄 알았으면 처음부터 안 했을 거라고 직원에게 하소연하는 장면을 관찰하기도 했다. 병원 직원 중에는 환자의 어떤 질문에도 척척 대답하고 의사의 부족한 설명을 보충해주며 문제 해결을 잘하는 베테랑 직원들도 있지만, 반면 유연성이 부족하거나 경험이 많지 않은 직원들은 그런 걸 의사에게 말해야지 왜 자신들에게 말하냐며 환자와 언쟁을 벌이기도 한다.

검사는 정확한 진단을 위해 꼭 필요한 과정이지만, 환자에게는 돈과 시간을 들여야 하고 때로는 신체적 고통을 감수해야 하는 일이다. 처음 듣는 정밀검사를 처방받은 환자는 결과의 불확실성에 대한 두려움은 물론이고 어떻게 진행될지 모르는 검사 과정을 걱정하기도 한다. 이러한 환자의 마음을 고려한다면 검사를 처방할 때 최소한 무슨 검사를 왜 하는지 정도는 알려줘야 한다. 몇 가지 확인할 게 있다는 식의 모호한 표현이 아니라, 이 검사를 통해 확인할 것이 무엇인지 환자가 이해할 수 있게 설명해줘야 한다. 피검사나 엑스레이검사와 같이 누구라도 알고 있는 일반적인 검사가 아니라면 검사 과정에 대한 추가적인 설명도 필요하다.

실제로 병력 청취를 마친 후 운동부하검사를 처방하는 상황에서 한 심장내과 의사가 환자에게 설명했던 사례를 좋은 예시로서 소개하겠다. 초기 문진을 마친 후 검사를 처방하는 상황이었다.

> 의사: 이제 나이가 오십이 넘으셨고, 담배도 피우시고, 술도 하시고, 당뇨약도 드시는 중이셔서 협심증이 생길만한 위험 요소가 있긴 해요. 여러 가지 위험 요소를 가지고 계셔서 몇 가지 검사를 해서 확

인해야 할 것 같아요. 우선 가장 간단하게 확인할 수 있는 방법으로 운동부하검사라는 게 있거든요. 이 검사를 어떻게 하냐면, ○○○ 님이 러닝머신 위를 뛰면 저희가 심전도를 확인해 심장 기능이 어떤지 볼 거예요. 검사 시간은 20분에서 길면 30분 정도. 처음에 두세 단계까지는 빠르게 걷는 정도로 하다가, 마지막 5분 정도는 조금 빨리 뛰셔야 해요. 이 정도면 하실 수 있으시겠어요?

시간에 제약이 있을 때는 의사가 검사 항목과 목적을 먼저 알려주고, 진료실 밖 직원이 검사 방법 등 추가적인 설명을 대신할 수도 있다. 이럴 때 의사는 "검사 방법에 대해서는 밖에서 저희 직원이 자세히 알려드릴 겁니다" 정도의 안내를 해주는 것이 좋다.

그 밖에도 노인 환자에게 전립선 쪽의 조직검사를 권유하던 비뇨의학과 의사의 설명도 기억에 남는다. "조직검사를 한번 해보는 게 좋은데, 이게 간단한 검사가 아니라서요. 항문에 기계를 삽입해서 바늘로 조직을 떼는 거라서 할 때도 그렇지만 하고 나서도 불편하실 수 있습니다. 연세는 있으시지만 그래도 건강을 위해서 정확하게 확인해보시는 게 어떨까요?" 하고 의사는 검사의 어려움과 의사로서의 소견을 알려주며 환자를 바라보았고, 환자는 주저 없이 "그럼 해야죠"라고 답했다.

이 장면을 보고 있으니, 어느 병원의 전립선초음파검사실 앞 대기석에서 관찰했던 상황이 떠올랐다. 검사실 안에서 한 남자가 비명에 가까운 신음을 냈는데 그 소리가 대기석까지 새어 나왔다. 기다리던 중년 혹은 노년의 남성 환자들이 그 소리를 듣고 저마다 한마디씩 했다.

"이거 아프대요?"

"아픈가 봐요."

"그럼 아프다고 말 좀 미리 해주지…."

"그런데 이건 왜 하는 거예요?"

검사가 얼마나 아픈지, 왜 해야 하는지도 모르던 환자들의 상황을 고려한다면 앞서 소개한 비뇨의학과 의사는 꽤 적절한 설명을 한 셈이다.

검사 처방을 하는 상황에서 이루어지는 적절한 설명은 검사에 대한 환자의 불안감이나 걱정을 줄여줄 뿐만 아니라, 검사실에서 일어날 수 있는 불필요한 갈등이나 시간 소모를 막아줄 예방책이 되기도 한다. 무엇보다 이 검사가 환자 자신에게 꼭 필요한 것인지 의구심이 드는 상황을 방지하고, 의사의 결정을 신뢰하도록 돕는다.

검사 결과를
설명하는 법

다음에 소개하는 사례는 뇌혈관 질환을 주로 보는 신경외과 의사가 환자에게 검사 결과를 설명하는 장면이다. 사례 1은 환자가 이해하기 쉽게 체계적으로 검사 결과를 알려주는 좋은 설명의 예시다.

사례 1

의사: (모니터 영상을 가리키며) 지난주에 찍었던 MRI 사진인데요, 좋으시네요. 이게 작년에 했던 혈관조영술검사 사진인데, 그때 동맥류 크기는 한 3.5mm 정도였어요. 그게 혹시 커지거나 모양이 변했는지 보려고 이번에 다시 검사한 거고요. 해당하는 부위는 여기 이 부위인데, 동맥류 크기도 이전과 동일하고 모양도 크게 변한 게 없네요. 결론적으로 말하면 이 부분은 지금 안정된 상태로 보여요. 1년 동안 큰 문제가 없었기 때문에 앞으로도 변화가 있을 확률은 좀 떨어진다고 봅니다. 다음 검사는 2년 뒤에 하셨으면 해요. 건강하게 잘 지내시다가요. 2년 뒤에도 MRI를 찍긴 하는데 혈관분 아니라 다른 뇌 조직들까지 같이 볼 수 있는 MRI로 찍어드릴게요.

이 설명의 긍정적인 점을 좀 더 살펴보자. 우선 이 의사는 설명을 시작할 때 "지난주에 MRI 찍으신 사진인데요"라는 말로 자신이 무엇을 설명할 것인지 알려주었다. 간혹 진료 장면을 모니터링하다 보면 설명을 다 듣고 난 후 환자가 당황스러운 질문을 던질 때가 있다. MRI 검사 결과에 대한 설명을 들은 환자가 "MRI 검사 결과는 나왔나요?"라고 묻거나, 피검사 결과 설명을 들은 후 "피검사는요?"라고 묻는 등의 상황이다. 환자의 이해도가 낮은 탓일 수도 있지만, 의사가 어떤 검사에 관한 설명인지를 분명히 밝히지 않았을 때 이런 일이 발생한다. 검사 결과를 포함한 모든 설명을 시작할 때는 "MRI 검사 결과부터 말씀드릴게요", "이번에는 피검사 결과입니다", "이제부터는 치료 계획을 말씀드릴게요"와 같이 무엇을 설명하려고 하는지 먼저 얘기해주면 환자에게 좋은 이정표가 될 수 있다.

두 번째로 이 의사는 이전 검사 결과를 구체적으로 언급하며 이번 검사가 무엇을 확인하려고 했던 것인지 알려주었다. 검사 결과를 설명하는 상황에서 검사의 주된 목적을 알려주는 것은 설명의 포커스를 분명하게 해주기 때문에 환자가 불필요한 질문을 할 확률을 줄일 수 있다.

세 번째로 동맥류의 모양과 크기가 이전과 동일하다는 검사 결과를 알려주는 상황에서 검사 결과의 의미를 이해하기 쉽게 해석해주었다. "결론적으로 말하면 이 부분은 지금 안정된 상태로 보여요. 1년 동안 큰 문제가 없었기 때문에 앞으로도 변화가 있을 확률은 좀 떨어진다고 봅니다." 환자에게는 검사 결과로 확인되는 사실 자체보다 의사가 풀이해주는 그 현상의 의미가 더 중요하다.

마지막으로 의사가 말하는 문장의 길이가 짧다는 걸 알 수 있다. 짧은 문장은 듣는 사람의 이해를 높이는 데 도움이 된다.

다음 사례는 의사가 검사 결과를 알려주는 상황에서 환자나 보호자의 이해도를 고려하지 않고 설명한 예시다.

사 례 2

뇌전증 질환으로 진료받고 있는 환자의 보호자에게 신경과 의사가 검사 결과를 알려주는 상황이다.

의사: (모니터를 보며) 피검사 결과는 큰 문제가 없고요. 그런데 발작파가 오른쪽 측두엽에서 보여요. 이번에 경련은 어땠나요?
보호자: 별로 없었어요.
의사: (환자가) 약은 잘 복용하는 편이죠?
보호자: 네. 선생님, 거기가 측두엽이라고 그러셨나요?
의사: 네, 네.

앞서 언급한 검사 결과의 설명법을 이 사례에 적용하면 다음과 같을 것이다.

"피검사 결과부터 설명해드릴게요. 지금 환자분이 약을 오래 드시고 계시잖아요? 그래서 부작용이 없는지 확인하려고 피검사를 하는 거예요. 간 수치 같은 것을 보는 검사인데, 다행히 문제가 없습니다. 이번에는 뇌파검사도 결과를 볼게요. (뇌 모형을 보여주며) 우리 머리의 이 부분을 측두엽이라고 해요. 지금 ○○○ 님 머리 오른쪽 측두엽에서 발작파가 보입니다. 측두엽에서 발작파가 보이는 것이 의미하는 건….(중략)"

사례 2보다 의사의 설명이 길지만, 대신 환자나 보호자의 질문이 줄어들기 때문에 절대적인 진료 시간은 오히려 단축될 수 있다.

내가 컨설턴트로서 제삼자의 입장에서 의사와 환자 간 대화를 듣다 보니, 임상 의사는 의학이라는 세계의 특수하고 이질적인 언어를 환자의 언어로 해석해주는 일종의 '번역가'와도 같다고 생각하게 되었다. 좋은 번역가는 이국의 언어뿐만 아니라 문화적 배경까지 독자에게 전달하고자 노력한다. 이처럼 환자의 언어는 물론, 환자가 처한 상황과 개인적 삶의 맥락까지 이해하려고 노력하는 의사의 설명을 듣다 보면 예술 작품

을 감상할 때처럼 자신도 모르게 "아하!"라는 감탄사를 내뱉게
된다.

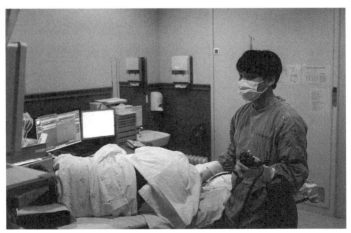

검사를 처방할 때는 환자의 이해도에 맞추어 검사 항목과 목적, 방법을 알려준다.

환자 행동을 변화시키는
의사의 의학적 조언

의사의 진료상담에 대한 환자들의 만족도를 평가하는 인터뷰를 진행하다 보면, 간혹 환자들이 이런 말을 할 때가 있다.

"이 선생님은 환자를 많이 생각해주시는 분 같아요. 다른 이야기는 부드럽게 하시다가도 제가 하지 말아야 할 해가 되는 행동들에 대해서는 강하게 말씀을 해주세요. 이번에 선생님 말씀을 듣고 수십 년간 피우던 담배를 결국 끊었어요."

최근에도 호흡기내과 의사의 진료 장면을 보던 중에 이와 유사한 대화가 환자와 의사 사이에 오가는 걸 보고 마음이 훈훈해졌던 기억이 있다. 젊은 여성 의사가 60대 중반이 넘는 남성 환자에게 폐렴이 호전되었다는 검사 결과를 알려주는 상황이었다. 의사가 검사 결과를 설명하던 중 금연을 언급하자 환자가 웃으며 "저 교수님 말씀 듣고 담배 끊었어요"라고 대답했다. 의사는 잘하셨다며, 심장 혈관이 늘어난 문제도 흡연과 연관이 있으니 정말 잘 끊은 거라고 환자를 칭찬했다. 그러자 초로의 환자가 겸연쩍은 듯 말했다. "교수님이 제 가족도 아닌데 그렇게까지 열심히 담배를 끊으라고 말씀해주셔서…. 정말 끊어야겠다고 생각했어요."

만 명이 넘는 환자의 진료 사례를 통해 확인한 결과, 의사가 환자에게 가장 많이 이야기하는 주의 사항은 금연, 금주, 운동, 식이에 관한 것이었다. 그러나 똑같은 주의 사항도 의사 개개인에 따라 환자에게 메시지를 전달하는 방식에 차이가 있었다. 주의 사항을 잘 지키거나 그렇지 않는 건 환자의 인식과 의지에 달린 문제지만, 그 내용을 전달하는 방식도 변수가 될 수 있다고 생각하게 되었다.

주의 사항을 알려줄 때는 환자의 질환이나 몸 상태와 연관해서 그것이 중요한 이유를 구체적으로 알려줘야 한다. 금연, 금주, 운동 등이 건강에 도움이 된다는 건 누구나 아는 사실이고, 누구나 할 수 있는 말이다. 그러나 의사가 알려주는 주의 사항은 주변 사람의 잔소리와 다르다. 내 몸 상태를 누구보다 잘 아는 전문가의 '근거 있는' 조언이기 때문이다.

순환기내과 의사가 환자에게 설명하던 중, 환자의 셔츠 윗주머니 사이로 살짝 보이는 담뱃갑을 유심히 쳐다보았다. 의사는 하던 설명을 멈추고 "여기 담배가 있네요"라고 말했다. 그때

까지 줄곧 모니터가 놓인 방향으로 앉아 있던 의사가 환자 쪽으로 몸의 방향을 돌렸다. 그리고 환자를 응시하며 진지한 표정으로 설명했다.

"담배는 누구에게나 좋지 않습니다. 하지만 제가 ○○○ 님에게 담배를 끊으라는 건 그 정도의 문제가 아니에요. 지금 ○○○ 님의 혈관은 동맥경화로 인해 좁아진 상태입니다. 그런데 혈관이 좁아질 때 가장 큰 구실을 하는 게 담배거든요. 이건 타협의 여지가 있는 게 아닙니다. 저희가 아무리 좋은 약을 써도 담배를 피우시면 해결이 안 됩니다."

의사의 표정과 음성만으로도 흡연이 이 환자에게 얼마나 해가 되는지가 전달되었다. 무엇보다 환자가 계속 담배를 피우는 것을 의사가 얼마나 안타까워하는지도 느낄 수 있었다. 이 의사의 조언은 의례적인 잔소리로 들리지 않았다.

환자에게 운동하라는 메시지를 전달할 때도 마찬가지다. 운동이 질환이나 증상에 어떤 영향을 줄 수 있는지 설명해주면서 환자의 질환이나 연령대 등을 고려한 구체적인 지침을 알려주어야 한다.

한 소화기내과 의사가 환자에게 피검사 결과를 알려주는 상황이었다. 의사가 간 수치, 당화혈색소와 같은 검사 결과의 수치를 이전 검사 결과 수치와 비교하여 설명하던 중, 환자에게 "요즘 운동은 뭐 하세요?"라고 물었다. 환자가 "그냥 걷기…"라며 말을 흐리자 "얼마나요?"라고 다시 물었다. 환자는 시간 나면 걷고 시간이 나지 않으면 못 걷는데, 요즘은 좀 덜 걸었다고 답했다. 그러자 의사가 "그럼 안 돼요"라며 갑자기 "처방받은 약은 잘 드세요?"라고 물었다. 환자가 그렇다고 하자 의사는 다음과 같이 말했다.

"운동도 처방받은 약이라고 생각하세요. 약을 꼬박꼬박 드시듯 운동도 그렇게 하는 거라고, 운동을 일종의 약이라고 개념을 바꾸셔야 해요. 시간 나면 운동하는 것이 아니라, 약 먹듯이 운동해야 하는 거라고요. 지방간에는 약 먹는 것보다 운동이 훨씬 효과가 좋거든요. 어떤 의미에서는 운동이 제일 좋은 약인 게 확실해요."

운동 방법 등을 알려줄 때도 "좀 걸으세요"라는 짤막한 말 대신 다음과 같이 말해주는 의사도 있다. "○○○ 님은 관절에 이상이 없으시니 최소 30분 이상은 걸으셔야 해요. 걷는 속도는 말은 할 수 있어도 노래를 부르기는 어려운 정도의 속도라고 생각하시면 됩니다. 한번 해보세요. 빨리 걸으면 말은 해도 노래를 부르기는 어렵거든요. 그 정도는 하셔야 운동의 효과가 있습니다." 이처럼 구체적인 정보를 준다면 환자는 의사에게 좋은 팁을 들었다고 여길 수 있다.

중요한 주의 사항은 환자에게 직접 메모를 해주거나, 아니면 인쇄된 용지를 건네며 알려주는 방법도 좋다. 척추 질환을 주로 보는 한 정형외과 의사가 허리 통증으로 내원한 환자들에게 항상 말하는 주의 사항이 있었다. 의사는 설명을 마무리하는 단계에서 매번 "자, 중요한 설명이 있습니다"라며 먼저 환자의 주의를 환기했다. 그런 후 "주의 사항인데요. 이 용지를 잘 보이는 곳에 꼭 붙여두세요"라며 인쇄된 작은 용지를 환자에게 건네면서 다음과 같이 알려주었다.

"첫째, 무거운 물건 들지 마시고요. 둘째, 사람이 허리를 구부리지 않고 살 수는 없지만 급하게 구부리거나 오래 구부리진 마세요. 셋째, 바닥에 앉지 마세요. 식당에 가셔도 의자 있는 곳에 가시고 바닥에는 웬만하면 앉지 마세요. 마지막으로 시간이 될 때마다 이렇게 뒤로 스트레칭하는 게 허리에 아주 좋습니다. 앉아서도 하시고 서서도 하시고요."

주의 사항은 환자의 질환에 영향을 미칠 수 있는 중요한 의학적 조언이다. 다시 강조하지만, 주의 사항을 알려주는 일이 의례적인 잔소리처럼 들려서는 안 된다. 그러기 위해서는 전달하는 내용과 방법에 대한 고민이 필요하다. 이 조언을 지킬 것인가 말 것인가는 환자의 선택이지만, 의사의 표현 방법이나 설명 방법이 환자의 선택에 영향을 줄 수 있기 때문이다.

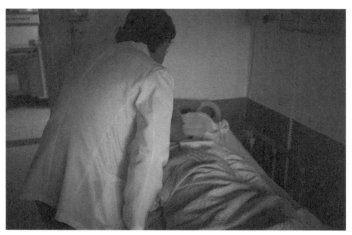

의사의 세심한 의학적 조언은 환자를 변화시키기도 한다.

효과적인 의사소통을 돕는 도구들

의사가 말과 태도로 자기 생각을 전달하는 의사소통 기법을 잘 구사한다 해도 그것만으로는 충분하지 않을 때도 있다. 예컨대 청각이 떨어져서 대화가 어렵거나 인지력이 떨어지는 환자, 환자의 진단명이 희귀한 질환이거나 치료법을 쉽게 이해하기 어려운 경우 등이 그렇다. 이럴 때는 의사소통을 돕는 보조적인 도구들을 사용하면 효과적인 의사소통에 도움이 된다.

예를 들어 환자가 처음 진료실을 방문하면 상세 병력을 물어보는 데 시간이 다소 소요된다. 그럴 때는 진료 전에 환자가 미리 예진용 질문지를 작성하게 하고 의사가 그 질문지를 보면서 진료하면 더욱 효율적인 상담이 이루어진다. 환자들도 막상 낯선 의사와 처음 마주 앉으면 물어볼 말이 생각나지 않는 경우가 많다. 따라서 의사를 만나기 전에 미리 궁금한 점을 질문지에 적어놓으면 면담이 좀 더 충실히 이루어진다.

또한 청각이 많이 떨어져서 대화가 어려운 환자들에게는

의사가 목소리를 높여 진료하는 데에도 한계가 있다. 노인 환자들은 보청기 적응에 실패하는 경우가 많고, 또 청력장애가 있는 환자들은 종종 어림잡아 눈치로 대화를 이어가기도 한다. 따라서 환자가 대답하기는 하는데 정확한 대화가 이루어지지 않으면 환자의 청력에 문제가 있는지 직접적으로 물어봐야 한다. 환자가 잘 안 들린다는 사실을 인정하면 목소리를 키우거나 필담으로 대화를 나눈다. 중요한 단어를 메모장에 써가면서 설명하면 의사소통의 정확도도 훨씬 높아지고, 환자들은 자신을 배려해 필담으로 소통해준 의사를 신뢰하게 된다. 면담 후에 그 메모지를 가져가도록 환자에게 주면 자신의 질병을 이해하는 데 도움이 될 수 있다.

청력이 정상이라도 희귀 질환 진단을 받은 환자가 자신의 병명을 이해하기 어려운 경우, 진단명을 메모로 써주면서 그 질환의 특징을 간단히 그림이나 단어로 표시해주는 것도 좋다. 그러면 진료 후 환자 스스로 그 질환에 관심을 가지고 찾아보면서 이해도가 높아지며, 약물이나 추적 방문에 대한 순응도도 높아진다.

특히 정확한 약물 복용법이 필요할 때는 하루에 복용해야 하는 약물을 이름과 함께 아침에 몇 알, 저녁에 몇 알 복용해야 하는지 설명한다. 그리고 다시 환자에게 그 복용법을 물어서 정확하게 답변하는지 확인하면 약물순응도를 훨씬 높일 수 있다. 예를 들어 만성 B형간염 치료제는 매일 빠지지 말고 복용하는 것이 치료의 성공에 아주 중요하다. 따라서 약물 복용을 처음 시작할 때는 환자에게 이 약이 바이러스와 싸우는 가장 중요한 무기인데, 이 무기를 며칠 내려놓으면 바이러스들이 다시 살아나 약의 효과가 줄어든다는 비유를 든다. 환자가 앞으로 "여행 가느라 깜빡 잊어서 이틀 치 약을 못 먹었어요"라는 말을 해서는 안 된다는 점, 여행 갈 때는 약부터 먼저 챙기고 그다음에 다른 짐을 챙기셔야 한다는 점 등을 주지시키며 복약순응도 100%를 강조한다. 그리고 환자가 다음에 방문하면 약을 전부 먹었는지 묻고, 빠진 것이 있다고 대답하면 몇 퍼센트나 복용했는지 스스로 평가하게 한다. 이렇게 초기 1년을 잘 복용하도록 격려하면 환자의 복약 습관이 자리 잡아 평생 약을 잘 복용하게 됨으로써 좋은 치료 효과로 연결될 수 있다.

　질병이나 약제에 관해 자세히 설명한 안내지를 미리 제작하거나 구해서 진료상담 때 활용하는 것도 큰 도움이 된다. 치료 계획이나 질환의 경과에 대한 상세 내용을 진료 시간에 다 설명하기는 어렵다. 따라서 환자용 교육 자료나 안내문을 이용해 설명해주고, 그 안내문을 환자가 집에 가져가서 시간을 두고 읽을 수 있도록 하면 진료 시간을 절약하면서 환자에게 더 많은 정보를 줄 수 있다. 또 인터넷으로 안내문을 제공하는 웹사이트가 있는 병원에서는 의사가 환자에게 필요한 정보를 처방하면 환자가 휴대전화를 통해 안내문을 편하게 읽을 수 있으니 그러한 도구들을 활용하는 것이 좋다.

진료상담에서 마무리가 중요한 이유

인간의 기억력은 주관적이다. 그 누구도 자신이 경험했던 일을 있는 그대로 기억하지 못한다. 사람들은 주로 사건의 절정기peak와 마지막end을 기억하는데, 이를 피크엔드 법칙peak-end rule이라고 한다. 진료상담의 절정기가 어느 순간인지는 판단하는 이에 따라 주관적일 수 있지만, 마지막 순간만큼은 누구나 쉽게 알 수 있다. 의사로서는 이제 진료가 끝났다 싶어서 어물쩍 넘어가는 마지막 순간이 환자에게 가장 기억에 남는 순간이 될 수도 있다.

환자에게 알려줘야 할 정보가 많아서 설명이 길어진다면 주요 내용을 요약해주면 좋다. 또한 치료를 시작할 때나 수술 및 시술 등을 앞둔 상황에서는 추가로 궁금한 점이 있는지 꼭 확인하는 것이 좋다. 환자를 매우 많이 보는 한 갑상선 외과 의사는 환자에게 치료와 관련한 주요 내용을 간략히 알려준 다음, 매번 "더 궁금한 거 있으세요?"라고 물었다. 환자가 질문하면 답해주고, 환자가 궁금한 점이 없다고 하면 "수술하실 건데 저한테 직접 묻고 싶은 게 있지 않으세요?"라며 재차 물었다. 그동안 많은 의사로부터 환자에게 궁금한 점이 더 있느냐는 질문을 하기가 현실적으로 어렵다는 말을 자주 들었기에, 이 의사의 반복된 질문은 생소하게까지 느껴졌다. 늘 시간에 쫓기는 의사 입장에선 궁금한 게 더 있느냐는 질문 한마디를 하기가 말처럼 쉽지 않은 것이 현실이다. 게다가 질문이 있으면 알아서 잘 묻는 환자도 적지 않고, 궁금한 점을 물으라고 했더니 주증상과는 상관없는 별의별 질문으로 의사를 곤혹스럽게 만드는 환자도 있다. 다만 의사의 가운만 봐도 평소보다 혈압이 올라가는 '화이트가운증후군'을 이해하는 의사라면, 환자들이 긴장해서 묻고 싶은 것을 묻지 못하고 집에 가서 후회하는 일이 제법 있다는 사실을 기억해주면 좋겠다.

처음 방문한 환자나 젊은 보호자 없이 혼자 병원을 방문한 노인 환자에게는 "검사 일정이나 절차에 대해서는 저희 직원이 밖에서 자세히 안내해드릴 겁니다"와 같이 진료 후 절차를 알려주는 것도 도움이 된다. 그 외에 환자를 맞이하는 상황과 마찬가지로 진료를 마무리할 때도 환자를 보며 건네는 인사말 한마디가 중요한데, 현실에서는 끝인사까지 제대로 하는 의사가 많지 않다. 처방을 입력하는 등의 일로 바쁘기도 하지만, 진료 상담을 마무리하는 방식 또한 중요하다는 인식이 부족한 것도 이유인 듯하다.

"그동안 치료받느라 고생하셨어요. 좋은 결과 있을 거예요. 조심히 가세요"라며 환자의 어깨를 다정히 터치하던 의사, "결과가 잘 나와서 좋네요. 이제 걱정하지 마시고 편히 지내세요. 안녕히 가세요"라며 환한 웃음을 보여주던 의사, "환자분이 가지고 있는 병에 대해서는 저희가 잘 알고 있으니 너무 걱정하지 마세요. 잘 준비해서 치료하도록 하겠습니다. 2주 후에 뵐게요. 안녕히 가세요"라며 환자를 안심시키던 의사의 모습이 떠오른다. 바쁜 상황에서도 환자 한 사람 한 사람의 상황에 맞는 말을 생각해내고, 환자가 웃으며 진료실을 떠날 수 있도록 해주는 의사들을 보면서 말로 표현되는 배려의 힘을 새삼 느끼게 된다.

입원 및 기타 상황에서 듣고 말하기

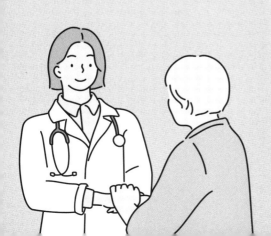

회진 시 입원 환자들에게
안정감을 주는 의사의 말

의사가 아파본 경험은 역지사지로 환자의 마음을 배울 좋은 기회가 된다. 필자는 의사 생활 30년 동안 비교적 건강하게 지내온 편이지만, 30대 초반에 자연유산과 임신 기간에 반복되었던 절박유산, 그리고 제왕절개수술을 받은 경험이 있다. 자연유산의 원인을 밝히기 위한 검사를 받으며 고생했던 기억, 어렵게 이루어진 임신이 반복되는 출혈과 절박유산으로 위협당했던 일, 그리고 제왕절개 후 수술 부위의 통증을 경험하면서 환자들을 많이 떠올렸다. 내가 지시했던 그 많은 검사를 받았던 환자들이 이런 심정이었을까? 예상할 수 없는 병의 경과로 인해 불안하고 힘들었던 마음을 그들은 어떻게 추슬렀을까? 그리고 내가 의뢰한 수술을 받은 후 통증을 경험하면서 얼마나 고생스러웠을까! 의사가 직접 환자가 되어보는 경험은 이론적 지식과 경험적 지식의 차이를 절감케 하고, 시간과 관심을 들이는 의사소통의 중요성을 가르쳐주었다.

당시 나는 유산 위험이 커서 특별한 처치 없이 꼼짝 않고 누워 지내는 입원 생활을 일주일간 했다. 그때 하루에 한 번 잠깐 만나는 담당 의사의 회진 시간이 그렇게 기다려졌다. 내 담당 의사는 나의 동기인 여교수였는데, 얼굴을 보고 별일 없다는 설명을 듣는 그 짧은 시간이 하루의 필수적인 과정으로, 즉 그 만남이 없으면 하루가 공허하게 지나가는 듯한 느낌이 들었다. 입원 중에 나는 담당 의사의 회진이 환자에게 주는 의미가 무엇인지 깨닫게 된 것이다.

실제로 내 환자 중에 간암으로 치료받다 돌아가신 50대 중반의 과묵한 남성 환자가 있었다. 환자 부인의 말에 의하면 아침마다 그의 병상으로 찾아오는 내 발소리를 그는 정확히 알았고, 귀를 기울이며 회진 시간을 기다렸다고 했다. 내가 아침이면 일상적으로 하는 회진이 그 환자에게는 의사의 발소리를 기억할 만큼 소중한 시간이었음을 깨닫고 무척 황송한 마음이 들었다. 의사가 아무리 바쁘더라도 환자를 직접 만나는 회진을 생략해서는 안 된다는 사실을 다시금 깨달았다.

입원 환자에게 담당 의사의 회진은 안도감을 준다. 또한 회진은 현재 진행되는 진료 경과를 이해하고 입원 기간 전후의 생활을 계획할 수 있게 해주는 중요한 일정이다. 그러므로 의사의 회진 시간은 일정하게 지켜져야 하고, 만약 시간에 변동이 생기면 환자에게 미리 알려야 한다. 내가 근무하는 병원의 입원실 복도 게시판에는 각 교수의 회진 시간이 늘 공지되어 있다. 그러나 회진에 대한 환자만족도가 낮아서 개선 활동을 진행하게 되었다. 우선 시도해본 것이 입원하는 날 환자의 침상에 담당 교수의 회진 시간이 적힌 엽서를 올려두고 회진 시 물어볼 사항 등을 환자가 쓸 수 있도록 했던 것이다. 또 의사가 정해진 시간에 회진을 왔는데 환자가 자리에 없어서 못 만나고 갈 때면 다시 상담할 수 있는 시간이나 기회를 안내하는 엽서도 놓아두었다. 그랬더니 회진에 대한 환자들의 만족도가 눈에 띄게 향상했다.

회진 시 의사소통도 외래처럼 구조화된 의례의 형식을 갖추는 것이 좋다. 먼저 입원이라는 새로운 상황에 처해 불안을 느끼는 환자에게 밝은 표정으로 인사하면서 회진을 시작한다. 이때 환자의 이름을 불러주면서 주변의 보호자와도 인사한다. "○○○ 님, 안녕하세요? 밤새 잘 주무셨나요?" 그리고 환자의 상태를 의학적으로 파악한 내용을 전달한다. "어제보다 열이 내려서 조금 편해 보이시네요. 본인이 느끼는 몸 상태는 어떠한가요?" 그런 후 어제 시행한 검사나 치료의 결과를 알려준다. 예를 들어 "혈액검사에서 염증 수치가 좋아졌지만, 항생제 치료가 앞으로 5일 정도 더 필요합니다" 등과 같다. 오늘 진행할 치료 계획과 앞으로 예상되는 퇴원 일정에 관해서도 설명해준다.

이 과정에서 의사는 환자와 공감할 수 있으며 환자에게 불확실한 것들을 알려줄 수 있다. 의사 자신에게도 불확실한 점들은 솔직하게 인정하도록 한다. 예를 들어 고열이 나는 원인을 찾기 위해 이런저런 검사를 했으나 아직 그 원인을 찾지 못했고, 추가적인 검사를 위해 감염내과와 협진하겠다는 등의 보충 설명을 할 수 있다. 한편, 회진을 할 때 환자와 사적인 내용을 의논하게 되기도 한다. 예를 들어 환자가 퇴원하면 집에 돌봐줄 사람이 있는지, 간 이식을 준비해야 하는데 가족 중에 기증자가 있을지 등을 묻는다. 회진을 마칠 때도 간단히 인사한다. 예시로는 "오늘 예정된 검사 잘 받으시고 그 결과는 내일 알려드리겠습니다", "오늘 시술 잘 받으십시오", "퇴원 잘하시고 외래진료 때 뵙겠습니다" 등이 있으며, 의사의 이 말은 환자에게 안정감을 준다.

회진 때는 전공의나 전임의, 담당 간호사를 동반하는 경우가 많다. 따라서 환자의 사생활에 관한 대화는 조심스럽게 진행해야 한다. 특히 우리나라의 다인실 환경에서는 다른 환자들에게 환자의 사생활이 노출되지 않도록 주의해야 한다.

환자와 이야기하던 도중 의료진끼리 의견을 나누기도 하는데, 이때 환자가 소외감을 느끼지 않도록 신경을 써줄 필요가 있다. 즉, 의료진끼리 의견을 나눌 때도 그 내용을 짧게 환자에게 설명해주고 전문 용어를 삼가는 등 환자가 의료진들의 대화에 참여할 수 있도록 배려하며, 의료진들과 환자가 함께 소통하도록 회진 시간을 활용해야 한다. 예를 들어 간경변증이 심해서 간성혼수로 입원한 환자에게 관장을 시행해야 할 상황이라고 하자. 이때 환자와 간호사에게 관장법을 간단히 설명해주면서 다량의 관장액을 주입하고 몸을 오른쪽으로 돌려 15~20분간 충분히 기다렸다가 대변을 되도록 많이 제거해야 하는 이유를 덧붙인다. 그러면 환자는 물론, 간호사들도 치료법을 충분히 이해하게 돼서 더욱 효과적인 치료가 이루어진다. 또 복잡한 질병의 상태나 검사 과정을 설명할 때는 그림을 그리거나 글자로 적어가면서 설명을 해주면 환자의 이해를 돕는 데 매우 효과적이다.

특히 환자의 의학적 상태가 복잡하거나, 처음으로 큰 병을 진단받아서 힘들어할 때는 환자의 병상 옆에 의사가 앉아서 설명을 해주면 아주 좋다. 특히 의사가 침대 옆 의자에 앉아 물리적으로 눈높이를 맞추면서 설명을 해주면, 실제로 설명에 소요된 시간은 그리 길지 않더라도 환자는 훨씬 긴 시간을 대화했다고 느낀다. 한 연구에서는 의사의 회진 시간을 환자 한 명당 정확하게 3분으로 제한하여 실험을 진행했다. 의사는 침대 옆에 서서 일상적인 방법으로 대화하거나, 침대에 바짝 기대앉아서 환자와 대화를 나누었다. 이럴 때 환자들은 실제보다 회진 시간을 1.9~3.5배 길게 느꼈다고 평가했는데, 특히 의사가 바로 옆에 앉았던 환자들은 모두 회진 시간이 적어도 10분은 걸렸다고 생각했다.

이런 결과에도 불구하고 의사가 회진 시간에 환자 곁에 앉을 수 없는 이유는 물리적 시간의 부족보다는 의사의 심리적 여유가 부족하기 때문이다. 바쁜 아침에 빠르게 회진을 마치고 다음 진료 일정으로 들어가야 하는 의사로서는 마음의 여유가 없는 경우가 많다. 필자 역시 이러한 사실을 인지하고 있음에도 불구하고 환자 옆에 앉아서 대화하기가 아직도 어려운데, 환자 옆에 앉아서 회진하는 빈도를 조금씩 높이려고 노력하고 있다.

환자에게는 담당 의사의 발소리를 알아차릴 정도로 회진이 중요하듯이, 의사도 입원 환자와 매일 만나는 회진을 소중하게 여겨야 한다. 회진 시 구조화된 의례의 형식을 유지하면서도 환자와 만족스러운 의사소통을 하는 것은 치료적으로 필수적이며 동반자적 의사-환자 관계를 만드는 중요한 과정이다. 간성혼수로 자주 입원하는 한 연로한 환자가 맑은 정신으로 깨어나 내 이름을 또렷하게 부르며 '선생님이 나를 살려주겠지' 싶어서 마음이 편안하다고 말했을 때, 세상에 이보다 큰 격려와 칭찬이 있을까 싶었다.

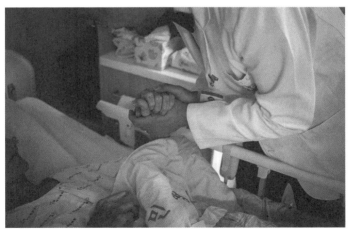

입원 환자들은 담당 의사의 발소리를 기억할 만큼 회진을 기다린다.

환자중심 진료에서
의사의 사려 깊은 개입이 주는 효과

현재 세계적인 의료서비스의 추세는 '환자중심 진료patient centered medicine'이다. 이는 과거 병원중심 또는 의사중심의 진료와 대치된다. 그러나 환자중심 의료란 의사가 마치 상품을 나열하듯 여러 가지 치료법을 나열한 후 환자가 그중 한 가지를 고르게 하는 것이 아니다. 왜냐면 환자가 자신의 병을 잘 이해한다고 하더라도 의사의 안내 없이 중요한 선택과 결정을 내리기가 쉽지 않기 때문이다. 전문 지식을 갖춘 의사가 환자의 상태를 종합적으로 판단하고 그것을 환자와 공유하면서, 환자의 육체적·정신적 그리고 사회적 형편에 맞춰 치료 방법을 결정하도록 안내하는 것, 그 과정에서 환자와 함께 치료 결정을 내리는 것이 환자중심 진료의 핵심이다.

80세 여성 환자가 간경변증으로 치료받던 중 유방암을 진단받았다. 유방암 전문 의사로부터 수술을 권유받았으나, 그녀는 수술을 거부하고 간 질환 담당 의사인 나를 찾아왔다. 환자는 암수술을 포기하고 그냥 죽고 싶다고 말했고, 그녀의 남편도 수술이 겁난다고 했다. 나는 환자의 간 상태가 유방암 수술을 견딜 수 있으며, 만약 수술 후 복수가 악화하더라도 약으로 조절하는 치료 방법이 있다는 점, 반면 유방암을 치료하지 않으면 암의 진행에 따라 더 큰 고통이 따라올 수 있다는 점 등을 고려하여 수술하는 것이 더 좋은 선택이라는 의견을 전해주었다. 환자는 유방암 전문의의 권고를 받아들이지는 않았지만, 오랫동안 의사-환자 관계를 형성해온 나와 상담한 후 용기를 내서 수술을 받았다. 수술 후 감염 합병증으로 한 달을 고생했지만 회복되었고, 그 후 3년째 재발 없이 좋은 경과를 보이고 있다. 만약 간 질환 담당 의사인 내가 유방암에 대해서는 잘 모른다며 의견을 주지 않았더라면 그 환자는 수술하지 않았을 가능성이 크다.

65세 남성 환자가 갑자기 숨이 차고 몸이 부어서 응급실을 방문했다. 환자는 과거 10년 동안 B형간염으로 인한 간경변증을 앓았으나 약제를 복용하면서 잘 지내던 사람이었고 음주도 종종 하면서 지내던 터였다. 불행히도 그는 응급실에서 상당히 큰 간암을 갑작스럽게 진단받았다. 그 암이 심장으로 가는 혈관을 침범하고 우측 심장 안으로 자라면서 심장 기능 부전으로 호흡 곤란이 생겼던 것이다. 환자는 자신의 가족 중 이미 여러 명이 간암으로 사망했다고 말하면서, 갑작스러운 나쁜 소식에도 불구하고 자신은 적극적인 항암 치료를 원치 않는다며 곧바로 포기하는 모습을 보였다. 주치의는 심장을 열고 암 덩어리를 제거하는 수술은 2~3시간 안에 시행할 수 있으며, 간에 있는 암을 모두 제거할 수는 없어도 심장수술을 하면 환자에게 최소 1~2개월의 연명 기회를 줄 수 있다고 판단했다. 환자는 수술을 원치 않는다고 계속 주장했지만 흉부외과 수술 집도의와 상담하고 반복적인 설명을 들으면서 마음을 바꾸어 응급실 방문 후 5일째 되던 날 마침내 수술을 결정했다. 그는 수술장에서 사망하거나 수술 직후 회복되지 않아 중환자실에서 의식 없이 지내다 사망할 최악의 가능성을 염려했다. 주치의는 그럴 위험이 있긴 하지만 그 위험보다 수술 후 문제없이 회복하여 시간을 벌 가능성이 크다는 것, 그리고 우리는 누구도 미래를 알 수 없는 존재들이기에 지금 할 수 있는 최고의 선택이란 '근거 있는 희망'을 붙잡는 것이라는 설명을 해주었다. 다행히 환자는 수술을 잘 견디고 회복 후 퇴원하여 2개월 정도를 집에서 가족들과 시간을 보냈다. 그 후 암의 진행으로 결국 사망했지만, 환자와 가족들은 의료진들에 감사를 표했다. 응급실에서 바로 포기하게 두지 않고 최선을 다해 치료해준 덕분에 짧지만 소중한 인생의 마지막 시간을 확보할 수 있었다고 했다. 이처럼 의사의 사려 깊은 개입은 환자중심 진료에서 치료 결정에 매우 중요한 요소가 된다.

54세 남성이 복통으로 응급실을 방문해서 간암의 말기 상태로 진단받았다. 바로 통증 조절과 함께 경구용 항암 치료를 시작했다. 갑작스럽게 찾아온 나쁜 소식을 받아들이기 힘들었던 환자와 가족은 담당 의사와 상의 없이 퇴원 후 한 달 동안 다른 병원에서 CT와 피검사 등을 다시 했다. 처방받은 약은 복용하지 않으면서 인터넷을 통해 찾은 근거 없는 면역 치료와 초음파 치료 등을 받았다. 그리고 그 치료 반응을 보기 위해 또 다른 제3의 병원에서 CT와 피검사 등을 했다. 그로부터 한 달도 되지 않아 복수 상태가 악화되고 위장 출혈이 발생하여 환자는 다시 우리 병원 응급실을 통해 입원했다. 담당 의사는 환자에게 근거가 부족한 치료가 도움이 되지 않는 이유를 설명해주었다. 그러나 환자와 가족들은 이대로 포기할 수 없다면서 받아들이지 않았다.

이런 환자들에게는 치료 결정에 의사가 적극적으로 개입하거나 도움을 주기 어렵다. 인생의 얼마 남지 않은 시간을 불안과 불신을 안고, 쇼핑하듯 여러 병원을 전전하면서 결국 표준 치료에서 멀어지는 환자를 보는 건 의사로서도 안타까운 마음이 드는 일이며 의료 체계의 운영 측면에서도 매우 비효율적이다. 치료 목적은 완치가 될 수도 있고, 혹은 환자의 상태에 따라 증상의 완화와 삶의 질을 개선하는 방향으로 바뀔 수도 있다. 따라서 의사는 환자가 인생의 마지막 시간을 불안과 실망 속에서 보내지 않고, 사랑하는 이들과 소중한 시간을 보낼 수 있도록 연민의 마음으로 최선을 다해 도와야 한다.

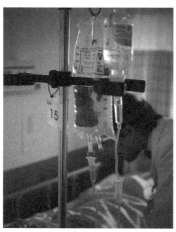

환자중심 진료를 위해서는 의사의 사려 깊은 개입이 필요하다.

진단이 어렵거나 예상치 않게
나쁜 임상 경과를 보일 때

기원전 400년대에 활동했던 의사 히포크라테스는 의학에 관해 다음과 같이 말했다. "의학을 배우는 데는 오랜 시간이 드는데 우리 인생은 짧으며, 기회는 순식간에 지나가고 경험은 믿을 수 없기에 의학적 결정은 어렵다. 의사는 스스로 올바른 진료를 하도록 준비되어야 할 뿐만 아니라 환자와 동료 그리고 외부인들이 서로 협력하도록 만들어야 한다."* 히포크라테스가 이 말을 한 지 2,500여 년의 세월이 지났다. 과학의 발전과 함께 의학의 역사도 눈부시게 발전했지만, 의학도이자 의사로 사는 삶에 대한 히포크라테스의 이 깊은 통찰력은 여전히 유효하다.

70세 남성이 과거 C형간염을 인터페론 주사로 치료하다가 심한 부작용을 경험하고 치료를 중단했다. 그 후 20년 동안 간

---

* Art is long, and life is short, opportunity fleeting, experience perilous(treacherous), and decision difficult. The physician must not only prepared to do what is right himself, but also to make the patient, the attendants, and externals to cooperate.

질환이 지속적으로 악화되어 복수가 차는 심한 간경변으로 진행되었다. 그러던 중 획기적으로 효과가 좋고 부작용도 없는 신약이 나와서 그 약으로 치료를 받고 상태가 많이 좋아졌다. 가장으로서의 책임감이 강했던 그는 체력이 좀 나아지자 택배 일을 시작했고, 조금 피곤하지만 일을 할 수 있어서 좋다고 했다. 그러나 2년을 그렇게 잘 보내던 중 갑작스러운 고열과 복통으로 응급실을 세 번이나 방문했고, 증상이 더 악화되어 내 진료실을 찾아왔다.

환자의 상태가 급격히 악화되고 있어서 나는 입원을 지시하고 검사를 진행했다. 다양한 검사를 시행했으나 진단은 쉽게 나오지 않았다. 환자는 지속적인 고열과 전신 상태 악화 및 간 기능 악화를 앓고 있었다. 배꼽 주변에 피부병변이 새롭게 발견되어 림프종을 의심하고 조직검사를 시행했지만, 림프종은 아닌 것 같다는 검사 결과가 나왔다. 병리과 의사나 혈액종양내과 의사의 의견도 마찬가지였다. 복강경으로 복강 내 림프절이나 복막 조직검사를 해보고 싶어도 환자 상태가 좋지 않고 마취와 수술에 대한 위험도 커서 수술이 어렵다는 외과 측 의견을 받았다. 그 와중에 결핵 진단용 면역검사에서 양성 반응을 보여 결핵 치료를 시작했지만 환자의 상태는 빠르게 악화되었다. 피부병변이 계속 커지고 있어서 다시 조직검사를 시행했는데, 이번 검사에서는 림프종으로 확진되었다. 급히 혈액종양 전문의와 상의하여 항암 치료를 시작했으나 환자는 결국 3일만에 사망했다. 3주간 여러 검사를 하고 마침내 림프종을 확진했지만 이미 진단이 늦어져서 치료를 제대로 못 받은 경우였다. 외과, 혈액종양내과, 피부과, 감염내과 및 병리과와 협진하느라 애썼지만 결과적으로 너무 늦어버렸다.

환자 사후에 가족들이 다시 찾아와 항암 치료도 제대로 못 받고 돌아가신 것에 대한 아쉬움을 호소했다. 나는 환자 가족들에게 오래된 간경변증은 많이 좋아졌지만 예상치 못한 림프종이 생겼는데, 림프종 확진을 얻지 못한 상황에서 위험이 큰 항암제 치료를 바로 할 수 없었다는 점을 설명했다. 결핵 가능성이 컸던 검사 결과로 인해 시도했던 결핵 치료가 잘못된 것은 아니었지만 결과적으로 환자에게 도움이 되지 못한 채 2차 조직검사를 할 시간을 늦추었다는 점도 안타까웠다고 말했다. 급격하게 진행되는 혈액암으로 인해 진단이 어려워 치료가 잘 이루어지지 않았던 것에 대한 나의 부족함과 그로 인한 죄송한 마음을 솔직하게 말씀드렸다. 지금 와서 돌아보면 모든 것이 명백하지만, 그 당시의 우리는 한 치 앞의 미래를 알 수 없었기에 초래된 결과였다. 환자 가족들은 섭섭한 마음이 컸을 텐데도 나의 사과를 받아주었고, 보험회사에 제출할 진단서를 받아서 돌아갔다.

그렇게 2,500년 전 그 의사의 한탄은 종종 나의 것이 된다. 기회는 날아가고 경험은 나를 속였다. 잘못된 결정과 떠나간 환자에 대한 죄송함은 평생 내 마음에 남아 있을 것이다. 그럼에도 불구하고 의사는 인간으로서 자신의 부족함을 용납해야 한다. 옛 환자에 대한 미안함은 미래의 환자에게 갚을 수밖에 없는 인생의 흐름을 생각하며, 아픈 마음을 내려놓아야 한다.

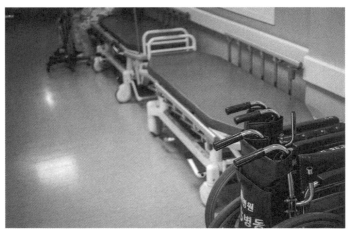

어려운 의학적 결정 앞에서 의사는 자신의 부족함을 용납해야 한다.

의료진 간 의사소통의
실패 사례(1)

지방 병원에서 간암을 진단받고 대학병원에 방문한 60대 중반의 남성 환자가 있었다. 3일간 입원하여 추가 검사를 시행하고 간동맥항암화학색전술(색전술)이라는 항암 치료도 받은 뒤 퇴원했다. 퇴원 후 한 달이 지나서 치료 반응을 평가하는 CT를 찍고 외래진료실을 방문했다. 환자는 희망에 넘쳐 있었고, 나는 색전술이 후유증 없이 아주 효과적으로 시행되었음을 알려주었다.

그런데 문제는 다른 곳에 있었다. 입원할 때 시행했던 양전자방출단층촬영Positron Emission Tomography, PET 검사 결과를 보니, 간뿐 아니라 간 외 림프절 여러 군데에 종양의 전이가 있었던 것이다. 그 결과를 환자와 부인에게 전달했다. 그들은 깜짝 놀라면서 지난 입원 기간에 내가 PET 검사 결과가 이상 없다고 얘기해주었는데 이게 무슨 일이냐며 반문했다. 퇴원 전날 PET 검사를 시행했고, 퇴원 당일 아침 회진을 돌 때 환자가 그 결과를 물어보았다고 한다. 나는 그 결과를 직접 확인하지 않은 상태에서 회진을 돌았던 것 같다. 대신 주치의 업무를 맡았던 2년 차 전공의에게 PET 검사 결과를 묻고, 그가 이상 없다고 했던 말을 환자에게 그대로 전했던 것이다.

색전술만 하면 간암이 다 나을 것으로 기대했던 환자와 그의 부인은 무척 실망하면서 내게 항의했다. 나는 제대로 확인하지 않고 잘못된 결과를 알려주었던 잘못에 대해 거듭 사과했다. 그러나 그 오류가 환자의 간암 치료 선택에 영향을 주지는 않았다는 점, 즉 이미 간에 여러 개의 종양이 있어 근치적인 치료를 할 수 없어서 색전술을 하게 된 결정에는 변함이 없고, 색전술의 결과가 좋다는 점도 설명했다. 그리고 림프절 전이에 대해서는 경구항암제 치료를 해야 하는데, 색전술과 동시에 할 수 있는 치료가 아니기 때문에 그 오류가 실제 치료에 나쁜 결과를 미치지는 않았다는 점도 말했다. 다음 치료로 경구항암제를 처방하고 그 항암제에 대해 설명한 후, 만약 다른 병원으로 옮기길 원하면 소견서를 써서 드리겠다고 말씀드렸다. 환자는 실망스러워했지만 2주 후에 내 진료실로 다시 방문했다. 나는 지난번 그가 다녀간 후 여러 번 환자를 생각했고 아직도 미안한 마음이 크다는 점을 표현하며 다시 한 번 사과했다. 환자와 부인은 한결 누그러진 표정으로 나의 실수를 이해해주었다. 본인도 림프절 전이가 진행된 암의 병기라는 사실을 받아들이고 치료에 열심히 임하겠다고 했다.

한편 내 마음에는 그 환자를 담당했던 전공의에 대한 평가가 부정적으로 자리 잡았다. 내가 회진 중에 PET 검사 결과를 물었을 때, 그가 아직 결과를 미처 확인하지 못했다고 사실대로 말했다면 좋았을 것이다. 그러면 나는 환자에게 결과를 더 기다려봐야 하니 다시 확인하고 알려주겠다고 대답했을 것이다. 그 전공의에게 이 일을 물어보았더니 본인은 기억나지 않는다고 하여 나로서는 기가 막혔다. 아마도 전공의는 교수의 질문에 답변하지 못하는 상황이 두려워서 확인도 하지 않은 상태에서 그렇게 말했을 것이다. 전공의가 정확히 어떤 이유로 내게 잘못된 정보를 주었는지는 알 수 없지만, 내가 직접 검사 결과를 확인하지 않고 환자에게 잘못된 정보를 준 것은 결국 내 책임이었다. 이 사건을 통해 환자와 의사인 자신 사이에 다른 누구도 믿어선 안 된다는 원칙을 지킨다고 했던, 훌륭한 한 선배 의사의 말에 깊이 공감하게 됐다.

이 사례는 단 2명의 의사 간 의사소통이 왜곡될 때 어떤 파장이 미치는지를 잘 보여준다. 그런데 병원에서 의료진 간의 의사소통은 이것과는 비교할 수 없을 정도로 다면적이고 복잡하고 또 미묘한 경우가 많다. 시스템으로 많은 부분을 통제해도 실제로는 수많은 오해와 오류가 발생한다. 그 오류로부터 자유로울 수 있는 사람은 아무도 없다. 다만 의사소통의 오류를 최소화하고자 부단히 노력해야 한다. 작은 일도 명확하게 지시하고 정직하게 의견을 나눠야 한다. 또 불확실한 것은 그대로 인정하면서 그 의미를 다시 확인할 필요가 있다. 그래도 발생하는 오류들은 발견 즉시 잘못을 인정하고 재발 방지를 위해 시스템에도 반영하려는 노력을 쉬지 않고 해야 한다. 괴테의 말처럼 '서두르지 말고, 그러나 쉬지 않고' 해야 할 일들이다.

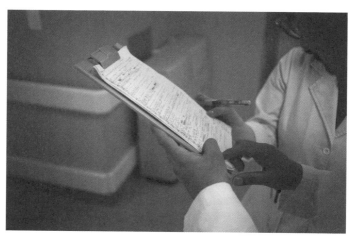

의료진 간 의사소통은 언제나 정직하고 명확해야 한다.

의료진 간 의사소통의
실패 사례(2)

대학병원에 입원한 환자 한 명을 진료하기 위해서는 다양한 직종의 전문가들이 서로 협동하게 된다. 의사만 해도 담당 전문의와 병실 주치의를 맡는 전공의뿐만 아니라, 영상 판독을 해주는 영상의학과 전문의, 조직검사나 골수검사 결과 등을 판독해주는 병리과나 진단검사의학과 전문의, 수술이나 항암 치료 및 방사선 치료 관련 전문의, 재활 치료나 정신건강의학과 전문의 등이 개입한다. 또한 3교대 근무를 하면서 환자를 돌보는 간호사들, 약을 조제하는 약사들, 환자의 식사를 책임져주는 영양과 직원들, 병동과 다른 진료 단위를 이동하면서 혈액이나 약물 또는 검체를 운반하는 간호보조 직원들, 환자를 이송하는 요원들, 병실 청소 업무를 담당하는 직원들, 입퇴원 병실 배정이나 퇴원 비용을 산정하고 수납하는 원무과 및 보험과 직원들, 주사주입기계가 고장이 나면 수리해주는 의료공학과 직원들, 필요한 물품을 구입하고 관리하는 물류 관리 직원들, 환자의 고충 해결을 담당하는 민원 담당 직원들 등 참으로 많은 직원들의 협동이 병원 안에서 이루어진다. 이 과정 중 어느 한 단계에서 의사소통에 문제가 생기면 환자의 진료와 진료 경험에 크고 작은 영향을 미친다.

필자의 병원 개원 초기 때의 일이다. 원인 미상의 간 질환을 진단하기 위해 입원 후 간 조직검사를 받은 환자가 있었다. 그 환자는 매우 드문 유전 질환인, 간과 여러 기관에 구리가 과잉으로 축적되어 병을 일으키는 윌슨병이 의심되었다. 이런 경우 작은 간 조직을 채취해 생화학적 검사로 구리 함량을 측정해야 한다. 한편으로는 또 다른 간 조직 검체로 현미경적 소견을 보는 병리과 검사를 시행해야 한다. 즉, 간 조직을 두 번 채취하여 각각 다른 시료 용기에 넣고 각기 다른 검사처로 보내야 하는 상황이었다. 그래서 아침에 회진을 돌면서 전공의에게 두 개의 검체를 따로 처리해야 한다고 설명해주었다.

그런데 전공의가 내용을 제대로 전달했음에도 불구하고, 간 조직검사를 시행하는 초음파실 직원이 검체 중 하나를 부적절한 시료 용기에 넣어 보냈다. 결국 구리 함량 검사가 불가능하게 됐다. 간 조직검사는 간단하고 안전한 검사법이지만, 천 명 중 한 명꼴로 출혈 위험이 있어 대부분 입원 후 검사를 진행한다. 그런데 그 검사를 다시 해야 할 상황이 된 것이었다. 환자를 향한 미안한 마음은 이루 말할 수 없었지만, 문제점을 설명하고 다시 검사해서 결과를 얻었다.

이후, 관련된 모든 과에서 대책 회의를 하고 검체 처리에 대한 과정을 재정립한 후에야 같은 오류가 없어질 수 있었다. 이처럼 각 단위에서 전달되는 의사소통이 원활하지 않아 어려움을 초래하는 경우들이 있다. 1년에 3, 4건 미만으로 시행되는 드문 검사를 진행할 때는 더욱더 그렇다. 대책 회의를 하고 직원교육을 했더라도 시간이 지나 직원이 바뀌면 오류가 재발할 가능성이 상존한다. 따라서 그 내용을 직원들에게 부단히 주지시키고 또 확인을 종용해야 동일한 오류가 일어나지 않는다.

병원 내에서 전문가들 간의 의사소통 문제는 점점 빈번해지고 복잡해지고 있다. 환자 한 명의 진료에 많은 이들이 관련되어 있으나 아무도 책임지지 않는 상황도 생긴다. 또한 의무기록의 작성 중 이루어지는 대화가 상대의 입장을 배려하기보다 독백처럼 일방적으로 이루어지는 경우도 많다. 심지어 실수를 감추기 위해 교묘한 방법을 쓰는 일도 발생한다. 예를 들어 자신이 판독한 영상에서 잘못 판독한 오류를 발견할 경우, 솔직하게 팀 전체에 알리고 환자를 위해 문제를 수습하고 책임지는 태도를 보여야 한다. 그러나 어떤 이들은 아무런 고지 없이 혼자 판독문을 수정하여 환자를 돌보는 팀원들을 혼란스럽게 하고, 책임 소재를 흐리기도 한다. 실수를 발견했을 때는 되도록 얼굴을 맞대고 상의하는 것이 가장 좋지만 여건이 안 되면 전화나 메일로 협의하되, 서로를 배려하면서 누구나 실수할 수 있다는 열린 마음으로 동료들과 대화해야 한다.

자신이 일하고 있는 병원 조직을 한 발짝 떨어져서 바라보면 얼마나 많은 네트워킹이 이루어지는 복잡한 조직인지를 알 수 있다. 이처럼 얽히고설킨 수많은 연결고리들이 전부 원활하게 작동함으로써 우리 환자들은 오늘도 무사히 진료를 받고 또 퇴원할 수 있다. 이는 기적과도 같은 일이다. 그래서 나는 주변의 모든 직원들에게 항상 고맙다. 이른 아침에 만나는 청소 직원도 고맙고, 밤을 새워 환자 곁을 지키고 아침에야 퇴근하는 간호사들의 피곤한 얼굴에서 고마움과 애틋함을 느낀다. 무거운 간호카트를 밀고 환자 곁으로 가서 혈압과 체온을 측정하고 약을 투여하러 가는 간호사들의 뒷모습을 보면서 그들의 헌신에 감동한다. 환자를 수술하는 외과 의사들의 손은 얼마나 귀하며, 어두운 판독실에서 하염없이 CT와 MRI 사진을 판독하는 영상의학과 의사들의 눈은 또 얼마나 소중한가. 아마 먼 우주에서 지구를 바라보는 우주비행사들이, 복잡다단하지만 아름다운 푸른 별을 보며 느끼는 경탄이 이 마음과 비슷하지 않을까 싶다.

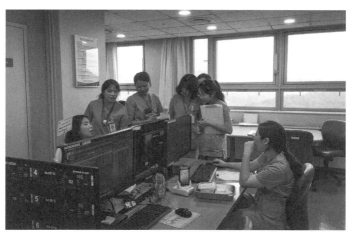

의료진 간의 열린 의사소통은 언제나 중요하다.

진료 중 일어나는
실수에 대처하는 법

진료 중의 실수란 환자나 의사 모두에게 용납하기 어려운 것이다. 하지만 진료하는 의사도 불완전한 인간인 건 마찬가지여서 진단이나 치료 결정 및 실행에 오류가 일어날 가능성은 언제나 존재한다. 한때 표준 치료로 여겨지던 것들도, 시간이 지나 새로운 의료기술이 나타나면 더는 표준이 되지 못하고 역사 속으로 사라지는 일이 부지기수다. 요컨대 의료란 오류를 포함할 수밖에 없음에도 불구하고 사람들이 그 오류를 가장 용납하기 힘들어하는 분야이다.

한 41세 남성이 건강검진 중에 시행한 혈액검사에서 간 수치가 높다는 사실을 발견했다. 그는 일차의료기관에서 추가 검사를 하고 C형간염 진단을 받았다. 환자는 이미 시행한 여러 검사 결과를 가지고 대학병원의 간 질환 전문의를 방문했다. 전문의는 치료를 위한 필수 검사인 바이러스 유전자형 검사를 시행하고 그 결과가 나오는 다음 방문 때 약을 처방해주기로 했다. 그런데 환자가 혈액검사를 하고 두 번째로 방문했을 때에도 바이러스 유전자형 검사 결과가 나오지 않았다. 의사가 지난번 혈액검사 지시를 내릴 때 항목을 잘못 체크했기 때문이었다. 의사가 지시를 내리는 세트 지시 항목에는 바이러스 농도와 바이러스 유전자형 검사가 나란히 있는데, 의사가 바이러스 유전자형 검사로 해야 할 것을 바이러스 농도로 잘못 체크했던 것이다.

의사는 그것을 깨닫고 매우 당혹스러웠다. 환자에게는 사실대로 경위를 설명하고 사과했다. 다시 검사하고 재방문해주기를 부탁했으며, 잘못 나간 검사비와 진료비는 환불해주기로 약속했다. 환자는 화를 내면서 항의할 수도 있었지만 의사의 실수를 이해해주었다. 다음 방문 때 의사는 다시 한번 진심으로 사과했고, 환불받은 과정에 문제가 없었는지 확인했다. 그 후 환자는 치료를 잘 받고 완치되었으며 간염이 아닌 다른 문제도 그 의사와 의논하면서 신뢰도 높은 의사-환자 관계를 유지했다.

다음은 또 다른 사례다. 55세 남성 환자가 건강검진 초음파를 통해 간에 종괴를 발견하고 내 진료실을 찾았다. 첫 번째 방문에서 추가 검사를 지시했고 두 번째 방문에서 간암으로 확진한 후 나는 당일 외과로 수술을 의뢰했다. 환자는 수술받은 이

후 복수가 생겨 다시 내과로 의뢰되었다. 복수 치료를 하는 과정에서 촬영한 환자의 CT 사진에서 간은 특이한 이상소견이 없었으나 좌측 신장에 신장암으로 의심되는 작은 혹이 발견되었다. 수술 전 사진을 다시 검토해보니 그때도 있던 혹인데, 영상의학과 의사가 판독 오류로 발견하지 못한 것이었다. 환자는 혹을 수술 전에 발견하지 못한 것에 대해 민원을 냈다.

나는 영상의학과, 외과, 비뇨의학과 및 민원 담당 행정직원과 회의를 했다. 영상의학과 의사는 밀려오는 과중한 업무 속에서 간암 환자라서 간을 집중적으로 보느라 신장의 혹을 놓친 자신의 실수를 인정하며 사과했다. 외과 의사는 그것을 인지하지 못한 자신에게도 책임이 있다고 말했다. 그러나 만약 수술 전에 신장에 암이 있다는 사실을 알았다 하더라도 간암과 신장암 수술을 한꺼번에 진행할 수 없는 위치와 조건이라는 의견을 내주었다. 비뇨의학과 의사는 신장암은 비교적 쉽게 부분 절제를 할 수 있는데 환자의 간 상태가 2차 수술을 할 수 있는 상황인지를 물었다. 내과 의사는 수술 전 그 문제를 인지하지 못했던 책임을 인정하면서, 복수 조절이 되고 있지만 2차 수술 시기는 1개월 후 환자의 전신 상태가 호전된 후 진행하는 편이 안전하다는 의견을 내놓았다. 이러한 의료진 간 다학제적 논의는 복합적인 질병이 있는 환자의 진료에 매우 중요하다.

간암 담당 의사는 환자에게 이러한 회의 내용을 설명하면서 수술 전에 이미 신장암이 있었던 것을 놓친 의료진의 실수에 대해 사과했다. 다행히 수술 전에 발견한 경우와 비교하여 수술 후 발견한 것이 환자의 치료 결정에 큰 차이를 초래하지 않았기 때문에 환자와 그 가족들은 이 상황을 용납하고 민원을 취하했다. 환자는 비뇨의학과에서 수술을 받았고 같은 의사들에게 지속적인 진료를 받으며 지내고 있다.

반복하자면, 진료에서 실수는 용납하기 어렵지만 의사들도 실수를 한다. 중요한 건 이미 일어난 실수를 빨리 인정하고 다음 대처를 위해 최선을 다하는 자세. 세네카의 말처럼 행복해지고 싶다면 '그때 이렇게 해야 했는데'라는 말 대신 '다음에는 꼭 이렇게 하자'라고 다짐해야 한다. 과거의 환자에게 잘못한 일은 미래의 환자들에게 더 잘하는 것으로 만회할 수밖에 없기 때문이다.

그러나 앞서 소개한 사례처럼 다학제적 의사소통이 늘 원활하게 이루어지는 건 아니다. 문제 해결에 주안점을 두기보다 서로 책임을 회피하고 비난하는 경우에는 의료진 간 소통이 막히고 관계가 악화된다. 따라서 이런 다학제 의사들 간의 의사소통은 서로에 대한 배려심을 가지고 솔직하게 진행되어야 하며, 그런 열린 문화가 숨 쉬는 병원이 의사와 환자 모두에게 좋은 병원이다.

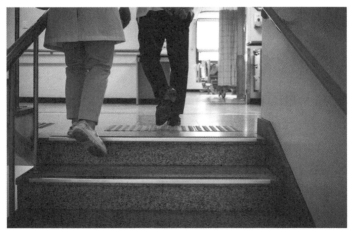

의료진 간의 원활한 의사소통을 위해서는 솔직함과 서로에 대한 배려심이 필요하다.

특수한 상황에서 듣고 말하기

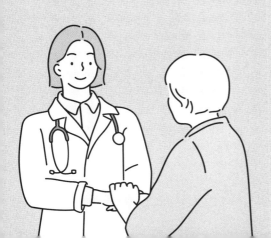

임산부와
의사소통하기

병원을 찾았지만 환자라고 부르기 어려운 이들이 있다. 바로 임신과 출산의 과정에서 병원을 찾는 여성들이다. 이들은 병에 걸리지 않았지만 의사의 도움이 필요하며, 그 과정에서 겪는 경험은 한 여성의 인생에서 오래도록 기억되기도 한다.

첫 아이는 미국에서, 둘째 아이는 우리나라에서 낳은 한 여성의 출산 경험담을 읽었던 적이 있다. 그 여성에 의하면, 첫 아이를 낳은 직후 미국 의사가 아이에게 처음으로 했던 말은 "Wow, Perfect! You are so cute!(너 정말 완벽하구나. 어쩜 이렇게 귀엽니?)"라는 감탄의 말이었다고 한다. 이에 반해 우리나라에서 둘째 아이를 낳았을 때는 아이의 성별이나 체중과 같은 객관적인 사실만을 알려줘서 미국에서의 출산 경험과 비교했을 때 아쉬움을 느꼈다는 내용의 글이었다. 오래전에 읽었던 책이라 제목조차 기억나지 않는데, 얼마 전 한 산부인과 의사의 진료 장면을 모니터링하던 중 이 사례가 떠올랐다. 미국 의사 못지않게 멋진 표현력을 가진 의사 덕분이었다.

산과 전문의인 그녀는 잘 웃고, 목소리도 씩씩하고, 무엇보다 자신이 돌보는 고위험 산모와 공감하며 소통할 줄 아는 의사였다. 무사히 출산을 마친 산모가 진료를 받기 위해 진료실로 들어오면, 의사는 환한 웃음과 밝은 목소리로 "안녕하세요? 잘 지내셨어요? 아기는요?"라며 산모의 안부와 함께 아기의 안부를 꼭 물었다. 유산 경험이 있는 임신 초기 단계의 여성이 진료실로 들어올 때는 함께 온 보호자에게 임신한 여성과의 관계를 묻고 "아~ 친정어머님이세요. 걱정되셔서 같이 오셨지요? 지난번에 그런 일(유산)이 있었다고 해서 저도 걱정하고 있어요. 오늘 아기가 잘 보여야 할 텐데요"라며 보호자인 친정 어머니의 심정에 공감을 표했다. 초음파검사를 하는 상황에서도 그녀의 표현 방식은 돋보였다. "아기야. 엄마한테 얼굴 한번 보여드리자. 요기가 이마고, 요기가 눈, 그리고 코끝, 윗입술이에요"라며 그림자처럼 보이는 아이의 얼굴 형태를 임부에게 하나하나 알려주었다. "무척 귀여운 아기예요"라는 말과 함께 "엄마가 힘들게 일하는 동안 아기가 이렇게 잘 크고 있다는 게 기특하지요?" 하고 일하는 여성인 임부의 마음을 헤아리는 표현도 잊지 않았다. 마흔도 안 된 이 젊은 의사는 힘들게 가진 아이를 유산한 산모와의 상담을 마무리하는 상황에서 "걱정하지 마세요. 너무 아쉽지만 이렇게 된 아기들은 다음에 올 동생들을 책임지고요, 나쁜 것은 다 가져간다고 그래요. 아기 다시 만들어서 꼭 다시 오세요"라며 옛날 할머니들이 했을 법한 말로 산모를 위로했다. 어떤 경우에는 진료를 마치고 나가려는 임신 중인 여성에게 두 주먹을 불끈 쥐어 보이며 "파이팅!"이라는 말로 격려하기도 했다.

그녀의 모습을 동영상으로 지켜보며 상념에 빠졌다. 인생을 살며 가장 아픈 기억 중 하나가 힘들게 난임 치료를 받았던 시기의 기억이다. 그리고 어렵게 가진 아기를 잃어야 했던 몇 번의 유산 경험과 그 전후의 일들은 아직도 고통스러운 기억으로 남아 있다. 많은 산부인과 병원을 찾았고 여러 산부인과 의사를 만났지만, 진심 어린 위로나 지지를 받아본 기억이 없다. 마치 그렇게 하는 것이 의사의 직업적 룰인 것처럼 내가 만났던 의사들은 한결같이 사무적인 태도를 일관했고, 난임 여성의 심리적인 상태나 감정에 대해서는 관심이 없는 사람들처럼 보였다. 그러한 경험 탓이었을까. 그 의사의 진료 장면을 보고 있자니 '나도 저런 의사를 만났더라면 좋았을 텐데'라는 부질없는 생각이 들면서 그녀의 환자들이 부러워지기까지 했다.

모니터링했던 산부인과 의사 중에 기억에 남는 또 다른 분이 있다. 설명을 잘해주는 의사였는데, 특히 임신 초기에 병원을 처음 찾은 임부들에게 그가 설명하는 내용과 방식이 인상적이었다. 그 의사는 처음 방문한 임부에게는 임신 주수를 확인하여 알려주고 태아가 몇째 아이인지, 임부가 일은 하고 있는지, 일한다면 어떤 종류의 것인지, 그리고 집과 직장의 거리, 집과 병원의 거리 등 개인적인 사항을 질문했다. 또 임부에게 가장 궁금한 점이 무엇인지를 먼저 묻고 호소하는 증상이나 궁금증이 있으면 답을 해주었다. 다음에는 직접 만든 시각 자료를 보여주며 산전 관리에 대한 전반적인 내용을 이해하기 쉽게 설명했다. 설명하는 내용은 임신 단계에 따른 병원 방문 간격, 검사 계획, 태동 시기, 철분제 복용 시기 및 혈압 관리의 중요성, 양수에 대한 설명 등 임신한 여성이 궁금해할 만한 것들이었고 그들이 꼭 알아야 하는 정보였다. 내용이 많은 편이었지만 시각 자료를 보여주며 핵심적인 내용 위주로 알려주고 있어 설명이 장황하지 않고 간결했다.

　　어떤 의사는 높은 수준의 감성 능력을 발휘하여 공감과 지지를 적절히 표현함으로써, 또 어떤 의사는 임산부가 궁금해하고 알아야 할 사항에 대해 체계적인 방식으로 설명해줌으로써 환자들에게 안심을 주고 신뢰를 얻었다. 성별도, 성격도, 성향도 달랐던 이 두 의사와의 만남을 기억해보니 그들에게서 공통점을 찾을 수 있었다. 그들은 엄마가 되려는, 혹은 이제 막 엄마가 된 여성들의 심리와 정서를 이해하고 있었고, 어떻게 해야 이들에게 조금 더 도움을 줄 수 있는지를 고민하는 분들이었다. 무엇보다 한 아이의 탄생, 그리고 한 여성의 출산 과정에 도움을 주는 일이 얼마나 값진 일인지를 알고 자기 일에 애착과 자긍심을 가지고 있었다. 환자와의 긍정적인 의사소통을 위해 관련된 지식을 쌓고 기술을 익히는 것도 중요하지만, 그보다 더 중요한 것은 의사 본인의 '마음가짐'이라는 점을 느끼게 해준 분들이었다.

소아 및 청소년 환자와 의사소통하기

소아 및 청소년 환자를 주로 보는 진료과에서 이루어지는 의사-환자 간 의사소통의 특징은 무엇일까? 바로 환자보다 보호자가 더 적극적으로 참여하는(때로는 전적으로 보호자만 참여하는) 의사소통이라는 점이다. 소아·청소년 환자 중에는 의사소통이 불가능한 영아도 포함되어 있지만, 부분적인 소통이 가능한 유아부터 넓은 범위의 소통이 가능한 청소년까지 포함되어 있다. 그럼에도 적지 않은 의사가 환자와는 소통하지 않고, 진료 중에 이루어지는 모든 대화를 오직 보호자하고만 하는 경우를 자주 봐왔다. 그간의 모니터링 경험과 기존의 연구 결과들을 보았을 때 환자와의 라포 형성과 순응도 향상, 정확한 정보 취득, 그리고 보호자의 만족도 측면에서 소아·청소년 환자와의 직접 소통은 중요하다.

소아·청소년 환자와의 라포 형성을 위해 의사가 할 수 있는 간단한 소통 방법부터 소개하겠다. 소아를 보는 진료과의 일부

의사들은 보호자와 환자가 함께 진료실로 들어올 때도 보호자에게만 인사를 건넨다. 마치 환자를 투명인간처럼 취급하는 듯한 인상을 준다. 반면 환자를 대화에 참여시키는 의사는 보호자뿐만 아니라 아이에게도 친근하게 인사를 건넨다.

소아심장을 주로 보는 한 의사가 오랜만에 방문한 것으로 보이는 청소년 환자에게 반가움을 표현하던 장면이 떠오른다. 의사는 밝은 표정으로 아이의 이름을 부르며 "○○야, 너 언제 이렇게 컸니? 키 몇이야?"라고 묻고 환자가 답을 하자 "아이고, 다 컸네. 어느덧 세월이 지나서 청년이 되려고 하는구나. 지금 고등학교 1학년이야?" 하고 다정하게 물었다. 환자를 바라보는 의사의 표정에 무사히 성장한 아이를 대견해하는 마음이 그대로 묻어나는 것 같았다. 꼭 긴 인사말이 아닌 "네가 ○○구나. 몇 학년이니? 만나서 반가워" 혹은 "○○야. 안녕?"과 같은 몇 마디 말만으로 환자의 긴장감을 풀어줄 수 있고, 보호자의 만족도까지 높일 수 있다.

진찰 과정에서도 소아·청소년 환자와의 소통은 필수적이다. 우선 아이의 이름을 부른다(소아 환자의 이름을 부르는 것은 라포 형성을 위해 매우 중요하다). 그리고 아이가 긴장감을 풀고 진찰 과정에 참여하도록 유도한다. 유아에게는 "선생님이랑 '여보세요

놀이'할까?"와 같은 말로 청진을 놀이처럼 느끼게 해줄 수도 있고, 초등학교 저학년 정도의 아이라면 "선생님이 ○○의 가슴에서 소리를 들어볼 거야. 해본 적 있어? 하나도 안 아프니까 걱정하지 마"와 같은 말로 지금부터 무엇을 할 것인지 알려줄 수도 있다. 이러한 설명만으로도 아이는 의사를 한결 편하게 느끼고 의사의 지시에 잘 따르게 될 확률이 높아진다.

아이가 지켜야 하는 복약 관련 사항이나 주의 사항, 운동 등의 내용에 대해서도 보호자가 아닌 아이에게 직접 이야기하는 것이 효과적이다. "○○야, 안경 쓰는 거 불편하지? 그런데 지금 안경이 아주 중요한 역할을 하고 있어. 두 눈으로 잘 봐야 하는데, 지금 이쪽 눈은 안경이 도와줘야 잘 보이거든. 불편하더라도 안경 잘 써야 해. 알았지? ○○는 잘하니까 선생님이 걱정 안 할게." 이렇게 초등학교 저학년 아이를 마주 보며 안경 착용의 중요성을 직접 알려주던 다정한 안과 선생님의 모습이 떠오른다.

그런가 하면 피부 질환을 가진 초등학생 남자아이에게 "○○야, 이 병이 원래 그래. 생겼다가 없어지기를 반복하거든. 약 먹어도 또 생긴다고 너무 실망하지 마. 그래도 ○○가 잘해주고 있어서 이 정도면 치료가 잘되고 있는 거야"라며 반복되는 증상에 아이가 실망할까 봐 염려를 표현하던 피부과 선생님의 따뜻한 설명도 기억에 남는다.

증상을 확인하는 과정에서 소아·청소년 환자와 직접 대화하는 것은 정확한 의사소통을 위해서도 중요하다. 다음은 소아신경을 보는 의사의 진료상담 사례다. 중학생 정도로 보이는 환자와 아이의 어머니가 방문한 상황에서 상담 초반에 의사는 먼저 예진 기록을 확인했다. "○○가 오늘 처음 왔죠? 증상이 어지럽다고 본인이 호소한다는 거죠?"라고 보호자에게 환자의 주 증상을 확인하고는 이렇게 말했다. "얘가 호소하는 증상은 주로 앉았다가 일어나면 깜깜해지면서 쓰러질 것 같은 느낌이 든다는 것이고, 실제로도 한 번 의식을 잃고 쓰러졌다는 거잖아요. 그렇죠? 의식을 잃고 쓰러진 건 이번이 처음이었고요. 그런데 문제는 그걸 본 사람이 아무도 없었다는 거고요"라며 의사는 예진 기록상의 내용도 보호자에게만 묻고 이후 추정되는 원인과 필요한 검사 등을 말할 때도 보호자만을 보며 설명했다.

이 상황을 모니터링하며 의문이 들었다. 적어도 어지럼증의 양상이나 쓰러진 상황에 대해서는 아이에게 직접 묻는 것이 진단에 필요한 정보 취득 측면에서 도움이 되지 않을까. 물론 아이에게 직접 물을 때는 보호자에게 질문할 때보다 더 조심스러운 접근이 필요하다. "쓰러질 때 어땠니?"라고 직접적으로 묻기보다 "그날 쓰러질 때 상황이 기억나니?" 혹은 "~에 대해 말해줄 수 있을까?"와 같이 답변이 가능한지를 물으며 소아·청소년 환자가 편안하게 대화에 참여할 수 있도록 유도하는 화법이 필요하다.

위에서 언급한 사례와 같이 소아 및 청소년 환자와 직접 소통하지 않는 의사들에게 그 이유를 물었더니 적지 않은 의사들이 그 문제를 인지하지 못하고 있었다. 늘 보호자하고만 소통을 해와서 대화 과정에 아이를 참여시켜야 한다고 생각해본 적이 없다는 이야기이다. 물론 내가 본 상황은 주로 환자가 많은 상급종합병원의 사례이다 보니, 시간 부족 문제 등 환경적 요인의 영향을 무시하지는 못할 것이다. 아이와 몇 마디라도 하려면 물리적인 시간이 더 소요될 수밖에 없을 테니 말이다. 그러나 의사와 소아·청소년 환자 간의 직접 소통이 환자와 의사에게 주는 다양한 이득을 고려한다면 이는 다시 생각해볼 필요가 있는 문제다.

노인 환자와
의사소통하기

한 80세 남성 환자가 간경변증으로 진료받던 중 작은 간암을 발견했다. 진료 날짜를 어김없이 지키며 늘 혼자 방문하던 환자는 골수섬유화증 및 심장부정맥을 진료받고 있었다. 환자가 간 절제술을 원치 않아서 비수술적인 방법으로 치료받으며 2년간 간암의 재발 없이 안정적인 경과를 보였다. 그러던 중 82세에 갑작스럽게 급성 충수돌기염(맹장염)이 발병하여 타 병원에서 수술을 받았고, 이후 몸의 기능이 많이 떨어진 상태로 처음으로 가족들과 함께 내 진료실을 방문했다. 그의 자녀들을 만나 그간의 경과를 설명하면서 환자의 회복을 지지했고, 다행히 일상생활에 문제가 없는 수준으로 환자는 서서히 회복했다. 그러나 1년 후 간암이 재발했고 방사선 치료를 받게 되었다.

간암으로 인한 증상이 없었던 그로서는 혼자서 병원의 여러 진료 일정을 소화하는 것이 간암 자체보다 더 어려운 일이었다. 내 진료(간 질환)를 비롯해 혈액종양내과, 심장내과 진료

의사를 만나고 관련 검사를 하는 일정을 맞추기가 힘들다고 자주 호소했다. 그래서 내가 다른 두 개 진료과와 일정을 맞춰왔는데, 이번에는 방사선종양학과 진료가 하나 더 늘면서 환자로서는 견딜 수 없는 상황이 된 것이다. 그는 다섯 장이 넘는 진료 및 검사 예약 안내장을 손에 한 줌 들고서 어찌할 바를 몰랐다. 나는 그의 방사선 치료가 앞으로 2주간 진행되며 주 5일 동안 매일 병원을 오셔야 한다는 것, 이왕 오시는 날 중에 하루 날을 잡아서 혈액종양내과와 심장내과 진료를 보도록 일정을 조정해드리겠다는 것, 그리고 방사선 치료 마치는 날 내게 오셨다 가면 되니 그리 어렵지 않다는 것을 설명해드렸다. 여러 진료과를 다녀야 하는 상황은 여전하지만 환자는 자신이 진료 일정을 다 소화할 수 있음을 이해했다. 이처럼 동반 질환이 많아서 여러 진료과를 다녀야 하는 상황은 노인들에게 매우 감당하기 어려운 일이다.

우리나라는 전 세계에서 유례없는 속도로 초고령화 사회로 치닫고 있다. 따라서 진료 중 노인 환자와의 의사소통에 관한 중요성이 계속 커가지만 여전히 많은 문제점이 있다. 질병을 가진 노인 환자 대부분 동작이 느리고 말도 느리며 이해도 느리기 때문이다. 시간 제약이 심한 우리나라의 진료 여건에서 노인 환자와 의사소통을 원활히 해낸다는 건 의사에게 상당히 큰 도전이 된다. 무엇보다 청력이 저하된 노인과의 의사소통은 매우 어렵다. 의사가 목소리를 높여 설명하다 보면 쉽게 지치게 되므로 내 경험으로는 필담을 같이 사용하는 것이 효과적이다. 또한 기억력 저하가 있는 노인들은 적절한 단어를 떠올리지 못하여 애를 쓰는 경우가 많다. 그럴 때 환자가 생각하는 단어를 의사가 찾아주고자 추정되는 단어를 이것저것 제시하며 대화를 촉진하는 것도 도움이 된다. 한 번은 환자가 대부분의 단어를 "거시기"로 이어가는데, 그것에 대한 단어를 찾아주고 서로 확인하다가 웃음보가 터져 같이 큰 소리로 웃은 적도 있다.

가족을 동반하지 않는 노인 환자가 스스로 이해하고 감당할 수 있는 진료 여건을 조성해주기 위해서는 시간과 노력이 소요된다. 한편, 여러 가족을 동반하고 오면 환자뿐만 아니라 동반 가족들과도 의사소통을 진행해야 하므로 추가적인 시간과 노력이 든다. 가족을 동반한 경우에는 환자와 가족들을 동시에 바라보고 대화해야 하는데, 만약 환자를 바라보지 않고 가족하고만 대화하면 환자가 소외감을 느끼면서 자신의 진료에 소극적이게 되어 질병의 진행에 잘 대처하지 못할 수 있다. 따라서 노인 환자와 환자의 가족을 동시에 상대하는 다방향 대화를 진행해야 한다.

또한 노인 환자가 자신의 증상에 대해 "왜 그래요?"라고 물을 때 "늙으면 그래요"와 같은 표현을 사용하지 않도록 하고, 병의 기전과 관련하여 그런 증상이 발생한다고 젊은 환자에게 하듯 설명하는 것이 바람직하다. 실제로도 노화보다는 질병이 사람의 기능을 제한하는 경우가 더 많다. 우울증에 빠졌지만 그 병을 인지하지 못했던 한 여성 노인 환자가 있었다. 나는 환자에게 체중 감소가 내과적 몸의 문제가 아니라 우울증이 그 원인으로 의심되며, 우울증도 잘 치료될 수 있다는 말을 해줬다. 그러자 환자가 바로 그 사실을 받아들이면서 우울증 치료로 연결되어 상태가 현저히 호전되었다. 이렇게 긍정적인 환자-의사 관계는 약이나 고가의 검사보다 더 비용 효과적인 치료로 역할을 하기에 의사의 시간과 노력을 투자할 가치가 충분하다.

이처럼 노인 환자의 특성을 이해하고 개별 노인 환자의 페이스에 맞추어 의사소통하려는 의사의 의지가 먼저 있어야 한다. 그래야 인내심을 가지고 의사소통을 할 수 있기 때문이다. 의사의 이런 노력은 기대 이상의 성과를 가져오는 경우가 많다. 인생의 경험과 지혜를 가진 많은 노인 환자들은 그런 의사의 진심을 금방 알아채고 고마워하면서 좋은 의사-환자 관계를 만들어가는 주역이 된다. 또 노인 환자의 가족들과 좋은 관계가 형성되면 그 가족들은 의사에게 최고의 파트너가 될 수 있다. 99세에 시집을 낸 일본의 시바타 도요 할머니의 책에는 누구나 나이가 들면 상냥함을 원하게 되며, 자신은 상냥한 의사를 만나는 날은 달력에 표시해두고, 의사와 대화를 나누면 마음이 편해진다는 내용이 적혀 있다.[*] 도요 할머니가 살던 일본의 시골 마을을 왕진했던 의사가 누구인지는 알 수 없지만 참 좋은 분이었을 것 같다. 나 역시 도요 할머니가 바라던 상냥한 마음을 내 안에서 키우고 싶다.

노화는 누구에게나 필연적으로 닥쳐올 미래이며, 인생에서 겪어나가는 성장의 한 과정으로 볼 수 있지만, 다른 한편으로는 신체적·정신적 기능이 떨어지고 소실되는 과정이기도 하다. 노화 과정 중에 질병이 동반되면 한 개인의 기능은 더 빠르게 약화되며, 노화와 질병은 미묘하고 복잡하게 상호 작용을 한다. 의사는 노화가 초래하는 신체적 기능의 변화뿐만 아니라, 사회적이며 심리학적인 부분, 그리고 영적인 차원에서도 변화를 수

---

[*] 시바타 도요. 《약해지지 마: 두 번째 이야기》. 채숙향(옮김). 지식여행. 2015.

반한다는 점에서 이를 다면적으로 이해해야 한다. 상황에 따라 노화와 구분하거나 또는 노화와 통합해서 질병을 이해하고, 노인 환자와의 의사소통 기술을 향상하기 위해 노력해야 한다.

— 때론 자신의 불빛이 꺼졌다가 다른 이의 불꽃으로 인해 다시 켜진다. 우리는 모두 자신의 내면에 불을 피워준 이들에게 깊은 감사의 마음을 가져야 한다. (알베르트 슈바이처)

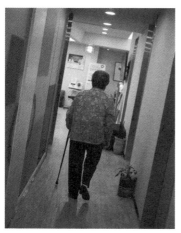

노인 환자를 대할 때는 노화와 질병을 통합적으로 이해해야 한다.

응급 환자와
의사소통하기

사례 1

20대 남성 환자가 종합병원 응급실을 방문해 경증 구역으로 안내받고
대기하는 상황이다. 환자에게 가운을 입은 누군가 다가와 묻는다. "어제
넘어지신 건가요?" 이후 환자의 상태를 진찰한 그는 "엑스레이를 좀 확
인해볼게요"라고 말하고 뒤돌아 사라진다. 대기석에서 잠시 기다리던
환자가 스테이션에 앉아 있는 다른 의료진에게 다가가 묻는다. "아까 누
가 와서 엑스레이를 찍자고 했는데, 그냥 기다리면 되는 건가요?" 질문
받은 의료진은 이렇게 답한다. "네, 기다리셔야 해요." 잠시 머뭇거리던
환자는 앉아 있던 대기석으로 돌아간다.

사례 2

응급실 내부에 있는 대기석에 앉아 있던 30대 남성 환자가 스테이션 쪽
으로 다가간다. 컴퓨터 자판을 열심히 두드리고 있는 의사에게 언제 치
료를 받을 수 있냐고, 아직도 더 기다려야 하냐고 묻는다. 그러자 의사가
환자를 쳐다보며 말한다. "기다리세요. 기다리시라니까 계속 와서 얘기

하는 이유가 뭔가요. 기다리세요. 벌써 다섯 번째예요. 제가 오실 때마다 세어봤어요." 질문에 대한 답은 듣지 못하고 오히려 자신을 나무라는 말을 들은 환자가 체념한 듯 몸을 돌리자 의사는 환자의 뒤통수에 대고 한마디 덧붙인다. "응급실에서는 기다리는 게 예의 아닌가요?" 또 다른 환자가 의사에게 다가가 소견서를 써주기로 했는데 어떻게 되었냐고 묻는다. 의사는 못 참겠다는 듯 "준다고요. 준다고요. 준다고요"라고 말하며, 그렇게 재촉하니 일이 자꾸 늦어진다며 푸념한다.

응급실에서 모니터링하다 보면 종종 두 사례와 같은 상황을 관찰하게 된다. 안내를 제대로 받지 못한 채 마냥 기다리는 환자도, 환자나 보호자의 반복되는 요구와 질문에 퉁명스럽게 답하는 의사도 지쳐 보이기는 마찬가지다.

기본적으로 응급실에서의 환자-의사 간 의사소통에는 다양한 장애 요인이 있다. 우선 응급실을 찾은 환자들은 객관적인 상태와 상관없이 자신의 상황을 매우 긴급하게 여긴다. 단순 복통이라 해도 자신이 경험해본 통증에 비해 강도가 높은 복통이라면 그 원인이 무엇인지 궁금해하고, 빨리 손쓰지 않으면 더 큰 문제가 생기는 것은 아닐지 걱정한다. 그러다 보니 불안, 긴장, 스트레스 수준이 높을 수밖에 없다. 그런데 문제는 응급실에서 일하는 의료진 역시 높은 강도의 스트레스를 받으면서 일하고 있다는 점이다. 응급실 의료진은 대부분 환자에 대한 정보가 제한적인 상황에서 긴급한 치료 결정을 내리게 된다. 환자와 라포를 형성할 만한 시간이 매우 부족하다는 점도 응급실 의료진이 갖는 어려움 중 하나다. 그 밖에도 응급실의 특수성을 이해하지 못한 환자와 보호자의 과한 요구, 주취자와 같이 협조가 어려운 환자와의 만남, 타과와의 협력 문제 등 응급실 의료진이 가지고 있는 스트레스 요인은 다양하다. 스트레스 수준이 높은 양자의 만남은 항상 위태로울 수밖에 없다.

응급실 내에서의 환자-의사 간 효과적인 의사소통을 위해 '응급실 과밀화' 등 근본적으로 해결해야 할 문제가 있다는 점은 분명하다. 환자의 인식 변화도 필요하다. 무엇보다 응급실은 모든 질환을 응급으로 치료하는 곳이 아니다. 응급실 의료진의 판단에 따라 시급한 치료가 필요한 환자부터 순차적으로 치료가 이루어진다. 따라서 그렇지 않은 환자는 우선순위가 뒤로 밀릴 수밖에 없다는 점을 이해해야 한다. 너무도 당연한 말이지만, 마음이 급하거나 기대한 대우를 받지 못했다고 해서 소리부터 지르거나 욕부터 하고 보는 등의 행동은 근절되어야 한다. 오죽하면 병원 직원들이 '귀한 자식, 금지옥엽, 상호 존중'이라는 핀버튼을 만들어 명찰에 붙이고 다닐까.

물론 의료진의 감정 관리 능력, 그리고 의사소통 태도와 기술적 측면에서도 변화해야 할 부분이 있다. 구체적인 의사소통의 방법을 찾기 위해 초반에 언급한 사례를 돌이켜보자. 응급실 의료진이 환자에게 처음 다가갈 때는 자신이 누구인지 알려주는 것이 좋다. 보통 응급실을 찾은 환자는 여러 단계를 거치며 많은 의료진과 직원을 만난다. 비슷한 가운이나 유니폼을 입고 있는 그들이 의사인지, 간호사인지, 구조사인지, 이송원인지 환자들은 구분조차 하기 어렵다. 처음 환자를 만났을 때는 바로 질문하기보다, 환자의 이름을 확인한 후 "저는 응급의학과 의사입니다. 예진 내용을 보니 어제 넘어져서 다리를 다쳤다고 하셨네요. 상태 좀 보겠습니다"와 같이 자신이 누구인지를 밝히며 예진 기록을 살펴보고 왔다는 말을 하는 것이 좋다. 실제로 응급실에서 모니터링을 하다 보면 의료진이 패용하고 있는 ID 카드를 유심히 보는 환자나 보호자들이 있는데, 의료진이 자기소개를 하지 않아서 그런 게 아닌가 싶다. 앞에서 언급했듯이 응급실에서의 의사-환자 간 만남은 주로 일회적이며 라포가 없는 상황에서의 만남이다. 그래서 짧은 시간에 라포를 형성할 수 있는 기술이 더욱 중요하다. 처음 만난 상대에게 자신이 누구인지를 밝히며 예의를 갖춰 첫 대면을 시작하는 것은 초기 라포 형성에서 매우 중요하다.

신뢰감 있는 첫 만남을 시작한 후에는 응대를 마무리하는 방법 또한 중요하다. 내가 해야 할 일만 하고 뒤돌아 가는 것이 아니라, 다음 단계에 대한 정보를 줘야 한다. 예를 들어 "엑스레이를 좀 확인해볼게요"라는 말로 응대를 끝내기보다는 "환자분 상태를 확인하기 위해 다리 엑스레이를 찍어봐야 하는데, 이곳에 계시면 직원이 와서 검사실로 안내해드릴 겁니다. 여기 앉아서 좀 기다려주십시오"와 같이 절차를 알려주는 것이 좋다. 엑스레이를 찍자는 말만 하고 응대를 끝내면 환자와 보호자는 다음 절차를 알지 못해서 누군가에게 엑스레이는 언제 찍는 것인지 물으러 가게 된다. 이런 질문을 받은 의료진은 일일이 환자의 정보를 찾아 응답해줘야 하니 시간 소모도 만만치 않고, 이런 일이 반복되다 보면 스트레스를 받을 수밖에 없다. 의료진은 시간이 없어 안내를 제대로 못 해주고, 환자는 안내를 제대로 받지 못해 계속 물으러 다니게 된다. 또한 의료진은 똑같은 유형의 문의를 반복적으로 받다 보니 짜증스러운 감정을 자주 느끼게 되며, 의료진의 짜증스러운 반응을 접한 환자나 보호자는 의료진과 직원의 태도에 대한 불만까지 호소한다. 이러한 악순환이 대부분의 응급실에서 반복되고 있다. 참 안타까운 일이다. 악순환의 고리를 끊기 위한 작은 노력 중 하나가 환자와의 첫 대면과 응대 마무리 때 몇 초의 시간을 더 투자하는 것이다.

한 병원 응급실에서 관찰했던 또 다른 사례가 있다. 조금은 격앙되어 보이는 보호자가 젊은 의사에게 화를 냈다. MRI 검사를 하기로 했는데 왜 이렇게 늦어지냐는 것이었다. 의사는 침착한 표정으로 "기다리기 힘드시죠?"라며 화내는 보호자 입장에게 공감을 표현했다. 의사는 이어서 이렇게 말했다. "MRI 같은 검사는 예약해야만 받을 수 있는 정밀검사라서 원래 외래로 오시면 며칠 기다리셔야 하거든요. 그래도 이곳이 응급실이라서 오늘 바로 검사하실 수 있는 거예요. 외래에서 검사를 예약하신 분들도 있어서 늦어지고 있는데요. 급하신 마음도 알고 환자분 상태도 저희가 지켜보고 있으니 너무 걱정하지 마시고 조금만 더 기다려주세요. 저희가 검사실에 한 번 더 연락해보겠습니다." 의사의 차분한 설명을 들은 보호자는 "진작 그런 설명이라도 좀 해주시지…"라며 더는 목소리를 높이지 않았다.

의사와의 첫 대면에서 보호자가 화난 말투로 검사가 늦어지는 상황에 대해 불평했지만, 의사는 흥분하거나 짜증을 내지 않았다. 오히려 기다리느라 힘들 거라는 말과 함께 병원 상황

을 잘 모르는 일반인도 이해할 수 있도록 검사가 늦어지는 이
유를 설명해주었다. 무작정 기다리라는 말만 하는 것이 아니라,
의료진들이 환자의 상태를 관찰하고 있으며 검사실에 연락을
취해보겠다는 말까지 덧붙였다. 다소 격앙되어 보이던 보호자
의 감정을 한풀 꺾이게 만든 젊은 의사 선생님의 대화법이 돋
보였다.

1996년 11월, 〈Academic Emergency Medicine〉지에 실
린 한 논문에서 읽었던 구절은 응급실 모니터링을 할 때마다
절실히 되새기게 된다.

> 응급실에서의 시간은 한정적이다. 그러나 효과적인 의사소통은 시간이
> 많다고 해결되는 것이 아니라 하나의 기술이다. 기억해야 할 사실은 나
> 쁜 의사소통은 적합하지 않은 정밀검사를 하게 하기도 하고, 서로 간의
> 갈등을 일으키며, 환자의 비협조를 끌어낸다는 측면에서 오히려 많은 시
> 간을 낭비하게 한다는 점이다. 게다가 나쁜 의사소통은 소송의 가능성까
> 지도 초래한다.[*]

• Knopp R, Rosenzweig S, Bernstein E, Totten V. "Physician-Patient Communication in the Emergency Department, Part 1". *Academic Emergency Medicine* 1996:3(11):1065-1076.

좋은 의사소통은 환자와 보호자의 만족도를 높이고 의료진에 대한 신뢰감을 높일 뿐만 아니라 불필요한 갈등도 막아준다. 또한 그로 인한 시간 손실도 줄여주며, 무엇보다 의료진 자신을 보호하는 강력한 무기다.

수술 전 마취 단계에서 의사소통하기

몇 년 전, 한 병원에서 마취과 의사와 환자가 만나는 수술실 상황을 모니터링할 기회가 있었다. 마취 단계의 환자경험을 개선해보자는 취지의 모니터링이었다. 외래나 일반 병동, 응급실과 검사실, 중환자실을 모니터링한 경험은 있지만, 수술실의 마취 상황을 볼 수 있는 기회는 처음이었다.

무엇부터 할까 고민하던 중 수술을 마치고 입원 중인 환자들을 인터뷰하기로 했다. 그리고 프로그램을 시작하기 전 마취과 의사들을 만나 프로그램 진행 계획을 설명하고 의견을 수렴하는 시간을 가졌다. 나는 의사들에게 수술한 환자를 대상으로 마취 단계에서의 환자경험에 대한 인터뷰를 시행하려고 한다는 계획을 설명했다. 대부분의 마취과 의사들은 환자들이 마취하는 상황을 기억하지 못할 거라며 환자 인터뷰 시행에 회의적인 반응을 보였다. 나도 물론 인터뷰를 통해 의미 있는 결과를 도출할 수 있을지 확신할 수는 없었지만, 오히려 예측하기 어려운 상황이라 인터뷰 결과가 더 기대되기도 했다.

수술 후 하루나 이틀이 지난 30명 정도의 환자들을 우리 회사 컨설턴트들이 직접 만나 병실이나 환자 휴게실에서 인터뷰했다. 질문 내용은 간단했다. 마취 상황과 마취과 의사를 기억하는지, 기억한다면 어떤 점이 특히 기억에 남는지, 좋았던 점 혹은 아쉬웠던 점은 무엇인지 등이었다. 인터뷰 결과, 놀랍게도 전체 인터뷰 대상자 중 90% 이상의 환자가 마취 상황과 마취과 의사를 기억하고 있었고 좋았던 점과 아쉬웠던 점을 구체적으로 이야기했다. 환자가 인터뷰해준 내용 중 일부를 소개하면 다음과 같다.

마취 경험에 대한 환자 인터뷰 1

환자: 한 여자 선생님이 자신을 마취과 의사라고 소개했어요. 산소마스크를 설명하면서 마취가 곧 될 거라고 이야기하셨던 기억도 나요. 마스크를 씌워주면서 "이건 산소마스크입니다. 긴장하지 마세요. 아직 마취약은 안 들어갔어요"와 같은 말을 해줘서 떨고 있는 저를 안심시켜줬어요. 마취되는 과정을 계속 이야기해주니 마음이 편안해지고 안심이 되더라고요.

환자: 의사 두 명이 와서 이것저것 묻더니 흔들리는 이가 있냐고 물어봤
어요. 안쪽에 흔들리는 치아가 있다고 얘기했어요. 한 의사가 약
간 걱정하는 어투로 옆에 있던 의사한테 이가 흔들린다고 말을 하
더라고요. 그러자 다른 의사가 "그럼 내가 할게"라고 하는데, 제가
보기에는 하겠다고 나선 의사가 더 경력이 많은 사람 같았어요.
얘기를 들어보니까 이가 안 흔들렸으면 경력이 더 짧은 사람이 마
취했을 것 같다는 생각도 들고…. 저한테 이것저것 물어보는 것도
사무적이라고 느꼈어요.

　　모니터링을 진행하며 놀랐던 점이 있다. 환자가 언급했던
의사가 누구인지 쉽게 유추할 수 있을 만큼 인터뷰 내용이 사
실적이고 구체적이었기 때문이다. 실제로 한 여성 의사는 매
번 환자를 만날 때마다 자신이 마취과 의사임을 알려주고, 마
취 과정을 계속해서 환자에게 알려주었다. 인터뷰 중 한 환자
는 자신이 만났던 의사에 대해 "눈이 부리부리하고 목소리가
큰 선생님이었어요. 강한 인상과 다르게 너무 자상하셔서 기억
이 확실하게 나요. 추위도 긴장돼서 말도 못 하고 있었는데, 먼
저 춥거나 긴장되지 않은지 묻고 따뜻하게 대해주었어요"라고
이야기했다. 수술실에서 모니터링하던 컨설턴트들은 눈이 부

리부리하고 목소리가 크며 환자에게 자상하게 대하는 의사가 누구인지 단박에 알아차릴 수 있었다. 수술실이라는 공간은 환자로선 긴장감과 두려움이 클 수밖에 없는 공간이다. 감정적 압박이 강한 상황에서의 경험은 그 인상이 더 오래 지속된다는 말의 의미가 깊게 와닿았다.

수술 환자 인터뷰와 수술실 모니터링을 통해 마취 단계에서도 의사와 환자가 처음 만나는 순간의 대화가 중요하다는 점을 알 수 있었다. 마취과 의사가 환자를 만났을 때 기억해두면 좋을 대화 지침을 소개하면 다음과 같다.

1. 환자에게 다가가 눈을 맞추며 부드러운 표정과 목소리로 "안녕하세요?"라고 인사말을 한다. 그리고 자신이 마취과 의사이며 해당 환자의 마취를 담당한다는 점을 안내한다.
2. 환자 확인이나 병력 등에 대한 확인이 필요하다면 질문을 하기 전 "마취 전에 몇 가지 확인을 하겠습니다"라는 말로 확인할 사항이 있음을 알린다.
3. 마취를 준비하는 과정에서 적절한 스몰토크를 하거나 환자의 감정에 공감을 표현한다.
4. 마취 준비 중에는 "오른쪽 팔에 혈압을 잴 거예요", "바지 조금만 내리겠습니다", "자, 국소마취합니다. 따끔해요"와 같이 지금 어떤 단계이며 무엇을 하는지를 해설하듯이 전달한다.

5. 환자가 의식이 있는 상황에서 다른 의료진과 대화할 때는 그 내용으로 인해 환자가 불안해할 수도 있다는 점을 고려한다.

제시한 지침 중 3번 스몰토크와 관련하여 실제 마취과 의사들의 말을 옮겨 적어보자면 다음과 같다.

"긴장되시죠? 저희가 옆에서 잘 지킬 테니까 너무 염려하지 마시고 한숨 푹 주무시고 일어나세요."

"댁이 어디세요? ○○요? 지방에서 서울로 오시면 머물 데가 있으세요?"

"춥지는 않으세요? 원래 수술실이 온도가 좀 낮아서 추울 수 있거든요."

한 의사는 초등학생 정도로 보이는 환자에게 산소마스크를 씌우기 전 이렇게 말하기도 했다. "○○야. 우주에 우주선 타고 갈 때랑 물속에 잠수함 타고 갈 때 이런 마스크를 써야 해. 산소가 없으면 안 되니까. 그런 거랑 비슷한 거야. 아무 냄새 안 나지? 아픈 거 아니야. 얼굴에 대고 있어도 괜찮겠어?" 그 이후에는 집이 어디인지, 병원에는 누구랑 왔는지, 배고프지 않은지 등을 차례로 물으며 아이와 대화를 이어갔다. 수술실이라는 공간에서 아이가 느꼈을 불안감과 공포가 그 마취과 의사 덕분에 조금은 해소되지 않았을까 싶을 만큼 대화 내용은 소아 환자의 눈높이에 맞추어져 있었고 따뜻하게 느껴졌다.

마취과 의사와 환자 간 의사소통에 관한 자료를 찾아서 읽던 중 인상적인 구절을 발견했다. 마취과 의사들은 수술 전 환자 방문과 환자와 하는 논의discussion의 가치를 과소평가하지 말아야 하며, 환자와의 관계 형성이 일정량의 마취제나 진통제보다 환자의 두려움을 완화하고 차분함을 가져오는 데 효과가 있고, 이는 환자에게 훨씬 안전하다는 내용이었다.*

수술 경험은 한 사람의 인생사에서 오래 기억될 사건 중 하나다. 수술 직전에 겪는 긴장감, 불안감, 공포, 두려움과 같은 감정이 극대화되는 시점에 마취과 의사는 환자를 안전하게 마취시켜줄 뿐만 아니라, 그들을 심리적으로 안정시켜줄 수도 있는 존재다. 수술실 모니터링과 수술 환자 인터뷰는 이러한 사실을 확인시켜준 귀한 경험이었다.

---

* Egbert LD, Jackson SH. "Therapeutic benefit of the anesthesiologist-patient relationship". *Anesthesiology* 2013;119(6):1465-1473.

진료 절차가 복잡한 진료과에서 의사소통하기

환자경험과 관련된 다양한 프로그램들을 진행하면서 어느 병원에서나 공통으로 환자만족도가 낮은 진료과들이 있다는 사실을 알게 되었다. 일반적으로 과내에서의 진료 절차가 복잡한 진료과는 환자만족도가 낮게 나타나는 경향이 있는데, 대표적으로 안과가 그렇다. 안과에서는 진료를 보기 전 시력 및 안압 측정과 같은 일차적인 검사가 이루어지고 질환에 따라서는 산동검사를 해야 할 때도 많다. 진료 후에도 추가적인 과내 검사를 시행하고 다시 진료를 봐야 하는 경우도 많아 중간중간 발생하는 대기 시간을 포함해 총 진료 시간이 길어지게 된다. 그러다 보니 "진료 보기까지의 시간이 너무 오래 걸린다", "얼마나 기다려야 하는지 안내를 받지 못했다", "잘 보이지도 않는데 여기 오라 저기 가라 해서 정신이 없다"는 환자들의 불만이 끊이지 않는다.

이렇게 진료 절차가 복잡한 진료과에서는 직원들의 적절한 안내가 무엇보다 중요하다. 예를 들어 접수하는 과정에서 그날의 진료 절차와 대략적인 소요 시간을 미리 알려주지 않으면 환자들도 불편하고, 환자들의 불평으로 인해 직원들도 힘들어진다. 초진 환자에게는 더더욱 신경 써서 해당 진료과의 프로세스를 이해시켜야 한다.

환자의 편의성과 직원의 업무 효율성을 높이기 위해서는 안내문이나 안내 사인과 같은 시각 자료 또한 효과적으로 활용해야 한다. 대개 안과의 진료 예약 시간은 일반 진료과와 다르다. 안과의 예약 시간은 의사가 진료 보는 시간이 아니라 시력 검사와 같은 기본 검사를 시작하는 시간이다. 만약 환자가 예약 시간을 의사 진료가 시작되는 시간으로 알고 있다면 매번 진료 시간까지의 대기 시간이 너무 길다고 느끼게 될 것이다. 이러한 점을 고려해 어떤 병원에서는 안과의 예약 시간이란 검사 시작 시간이며, 진행하는 검사 항목에 따라 ○○분에서 ○시간 후에 진료를 보게 된다는 안내문을 붙여놓기도 한다. 환자를 조금 더 배려해서 병원에 올 때 충분한 여유 시간을 가지고 오게 하려면 예약 안내 문자를 보낼 때 이런 내용을 포함하는 것도 좋다.

시각화된 안내 사인이 좋은 의사소통의 도구가 될 수 있음을 잘 보여주는 사례 하나를 소개하겠다. 한 병원의 안과를 모니터링할 때였다. 시력검사를 담당하는 직원이 검사를 마칠 때마다 환자에게 다음 검사실인 몇 번 방으로 가라는 안내를 하고 있었다. 그런데 시력검사를 마친 환자들이 직원이 안내한 검사실로 가지 않고 잠시 두리번거리다가 전혀 다른 위치의 대기석에 앉는 것이었다. 그래서인지 검사실 직원들이 대기석을 여기저기 찾아다니며 환자의 이름을 목청 높여 부르는 상황이 종종 발생했다. 대기석에 앉아 있던 환자들은 직원들의 이런 목소리가 소음처럼 느껴진다고 불평했고, 환자를 찾아다니는 직원들 역시 힘들어 보였다.

요즘 운전을 하다 보면 어느 방향으로 가야 하는지 헷갈릴 만한 지점에서 바닥선의 도움을 받기도 한다. 초록색이나 분홍색으로 색깔을 달리하여 각각의 선이 어느 곳으로 가는 방향인지 알려주는 바닥선은 운전자 입장에서 매우 유용하다. 큰 병원일수록 절차가 복잡하다 보니 병원 내에서 찾아갈 곳도 많고, 가라는 곳을 찾아가기도 어렵다. 이런 이유로 바닥선은 이미 많은 병원에서 활용하는 흔한 아이템이다. 그럼에도 꼭 필요한 곳에 그 흔한 바닥선 하나가 없어서 환자도 직원도 힘들어지는 상황을 보면 아쉽게 느껴진다. 이 병원 안과에서도 몇 번 방으로 가라는 안내를 할 때 바닥선을 활용하여 "시력검사는 마쳤고, 다음은 정밀검사가 있습니다. 파란색 선을 따라가시면 ○번 검사실이 있으니 그 앞에 앉아 계세요"라고 안내한다면 어떨까? 환자들도 직원이 알려준 곳으로 찾아가기가 한결 수월할 것이다.

그 외에도 각 검사실의 명칭을 번호로 표시하거나, 환자가 주로 이동하는 순서에 따라 검사실을 배치하는 것도 환자와 직원의 편의를 동시에 높이는 방법이다. 특히 번호는 남녀노소 누구나 인지하기 쉽다. 번호로 안내받으면 환자는 찾아가기가 쉽고, 직원 입장에서도 안내하기가 한결 수월하다. 물론 크게 쓰인 번호 뒤에는 공식적인 검사실 이름을 병기하는 것이 좋다. 그리고 검사실이나 진료실의 이름을 번호로 붙일 때는 심미적인 측면만 고려하지 말고 가독성을 반드시 염두에 둬야 한다. 안과에는 주로 시각에 이상이 있는 환자들이 방문하기에 안내문의 색깔, 글자의 크기 하나를 선택할 때도 신중한 결정이 필요하다. 직원의 적절한 안내나 시각화된 안내문이 환자의 불만이나 질문을 원천봉쇄하는 역할까지는 못하겠지만, 그 강도나 빈도를 줄여줄 수는 있다.

모든 과가 그렇지만 특히 절차가 복잡한 진료과에서는 의사 역시 진료실 밖에서 벌어지는 상황을 이해하는 것이 중요하다. 그리고 검사 처방을 하는 등의 상황에서 절차나 소요 시간을 미리 알려줘야 한다. 다음의 사례를 살펴보자.

사 례 1

초진으로 안과에 방문한 40대 남성 환자의 검안을 마친 이후의 상황이다.

의사: 신경 모양을 보니 녹내장이 조금 의심되네요. 자세한 건 검사를 해봐야 알겠고, 검사하고 나서 나중에 사진 보면서 뭐가 문젠지…. 우선 검사하고 결과를 보겠습니다. 나가면 안내해드릴 거예요.

환자: 다른 안과에서도 시야검사 같은 얘기를 하던데, 그런 걸 하나요?

의사: 시야검사도 하고 시신경검사라는 것도 할 거예요. 녹내장은 시신경이 손상되는 거라 시야검사는 시신경이 다소 이상이 있어도 정상으로 나올 수 있어. 그래서 우선은 시신경검사를 먼저 하는 거예요.

환자: 오늘요?

의사: 네, 오신 김에 하고 가시죠.

환자: 얼마나 걸려요?

의사: 좀 많이 걸릴 텐데….

환자: 얼마나 많이요?

의사: 한두 시간 정도요? 다른 날 하셔도 돼요. 급한 건 아니니까.

환자: 네, 감사합니다.

사례 1의 설명 방식을 사례 2와 같이 바꿔보면 어떨까?

의사: 오늘 ○○○ 님 눈 상태를 봤는데요, 신경 모양을 보니 녹내장이
　　　의심됩니다. 녹내장이 맞는지 확인하기 위해 시신경검사와 시야
　　　검사를 먼저 진행할 겁니다. 오늘 시간이 되시면 검사하고 결과를
　　　듣고 가실 수 있는데, 두 시간 이상 걸릴 수 있습니다. 바쁘시면
　　　다시 예약 잡고 검사하러 오셔도 되는데, 어떻게 하는 게 편하십
　　　니까?

　　환자가 당일 검사 진행 여부를 결정하는 상황에서 소요 시
간은 중요한 변수가 된다. 진료실 밖에서 "이렇게 오래 걸릴 줄
알았으면 굳이 오늘 검사를 안 했잖아요"라며 불평하는 환자들
을 볼 때면 안타깝다. 당일에 검사받고 결과도 듣고 가라는 것
은 환자가 여러 번 병원을 방문하지 않도록 해준 의사의 배려
일 수도 있기 때문이다. 내가 상대를 위해 하는 일이 상대방 입
장에서 최선의 배려가 되려면 그의 시선에서 바라보려는 노력
이 필요하다. 그리고 때로는 이런 방법도 있고 저런 방법도 있
는데, 어느 쪽이 더 좋겠냐고 상대에게 직접 묻는 것이 최선의
방법일 수 있다.
　　어떤 노력을 해도 복잡한 진료 절차 자체를 바꾸는 데는 한

계가 있다. 따라서 절차가 복잡한 진료과일수록 환자가 경험하게 될 절차를 전체적으로 이해하도록 돕고, 그 절차가 원활하게 흘러갈 수 있게 해주는 의사소통 측면의 노력이 더 중요해 보인다.

나쁜 소식을
전하는 상황일 때

다음에 소개할 사례는 신경과에 방문한 젊은 남성 환자가 의사와 나눈 대화다. 미리 밝히자면 좋지 않은 의미에서 기억에 남는 사례이며, 의사의 소통 방식이 중요하다는 사실을 절감하게 했던 사례이기도 하다.

사 례

환자는 20대 초반으로 보였고, 대화 내용상 유전 질환을 갖고 있어 어린 시절부터 진료를 받아온 것으로 보였다. 환자는 입대 문제와 관련해 진단서를 발급받으러 왔다고 말했다.

상담 초반, 진단서와 관련해 몇 마디를 나눈 후 의사가 환자에게 물었다. "너 결혼해서 아기 낳기 전에 나한테 왔다 가야 한다. 전에도 한 번 얘기하지 않았니?" 이후 의사는 "너 아기 낳으면 그 아기의 반이 또 그럴 테니, 이후에도 계속 상담을 좀 받아야 해. 아니면 네 손주 때 아기 상태가 무척 나빠지거나 심해질 수 있어서…. 어쨌든 그건 나중에 얘기하자"라고 말했다. 또 유전과 관련한 문제와 함께 "너 심장 선생님도 한번 보는 게 좋을 것 같은데. 꽤, 꽤, 꽤 많이 부정맥이 나오거든"이라며 심전도검

처음 이 장면을 영상으로 보았을 때 느꼈던 놀라움이 다시
떠오른다. 한 사람의 인생에 큰 영향을 미칠 수 있는 이야기를
어쩌면 저렇게 무심하게 할 수 있을까. 환자의 얼굴도 보지 않
은 채 이전 대화 내용과 뚜렷한 맥락도 없이 불쑥 환자의 질환
이 유전될 수 있다는 이야기를 꺼내놓고는 그건 나중에 얘기
하자며 갑자기 또 다른 이슈(그 역시 가볍지 않은 주제)로 쉬 넘어가
는 의사의 대화 방식이 몹시 아쉬웠다. 사례에 등장하는 환자
와는 인터뷰하지 못했지만, 다른 환자 인터뷰 때 이 의사의 말
과 행동으로 인해 상처를 받았다는 내용이 몇 건이나 나왔다.
사례 속의 젊은 환자도 의사의 설명을 듣고 상처받거나 낙담
하지는 않았을지 마음이 쓰였다.

병원에 가면 누구나 자신이 원치 않는 이야기를 듣게 될 때
가 있다. 의사로서는 누구도 원하지 않는, 때로는 절대 듣고 싶
어 하지 않는 이야기를 사실 그대로 전달해야만 하는 어려움을
가지고 있는 셈이다. 상대가 듣기 싫을 만한 내용이라고 해서

그 이야기를 대충 얼버무릴 수도 없고, 사실을 왜곡하여 전달하거나 근거 없는 희망을 줄 수도 없다. 나는 그간 여러 의사를 통해 나쁜 소식을 전달하는 다양한 방식을 보면서 객관적인 사실을 전달하는 방법이 꽤 다를 수 있다는 점을 알게 되었다.

한 산부인과 의사의 사례도 잊히지 않는다. 의사는 환자가 누워 있는 내진실 쪽으로 걸어가며 "그게 0기암은 아닌데요. 침윤암인데…. 초기 암이라고요"라고 불쑥 검사 결과를 알려주었다. 내진 장면은 촬영할 수 없어 카메라는 진료실에 세워둔 상황이었고 내진실에서의 대화는 소리만 녹음되었다. 의사가 초기 암이라고 말한 직후 직원이 "환자분 누우세요. 누우시라고요"라고 말하는 소리가 들렸다. 아마도 내진을 위해 진찰대에 앉아 있던 환자가 놀라서 벌떡 일어난 것이 아닌가 싶었다.

환자의 감정을 헤아리는 의사들은 나쁜 소식을 전하는 상황에서도 바로 본론부터 말하지 않는다. "안타까운 결과를 전해드려야 할 것 같습니다"와 같은 말을 먼저 함으로써 환자가 마음의 준비를 할 수 있게 해준다. 앞서 유전 질환을 가진 환자와 상담하는 상황에서 만약 의사가 다음과 같은 말을 먼저 꺼냈더라면 어땠을까? "○○랑 처음 만났을 때 ○살이었는데, 어느덧 성인이 되었구나. 군대도 가고, 이제 언제든 결혼할 수 있는 나이가 되었으니 미리 이야기해둘 게 있어." 이런 몇 마디의 말이 환자에게는 배려가 되고 위안이 될 수 있다.

그 밖에 심각한 결과를 알려주기 전에 환자의 병력을 요약하여 간략히 리뷰해주거나 다른 병원이나 진료과에서 협진 의뢰를 받고 온 환자가 자신의 상태를 얼마나 알고 있는지를 먼저 파악하는 방법도 좋다.

나쁜 소식을 전달할 때 환자에게 지지적 태도를 보였던 어떤 의사의 사례도 소개하겠다. 종양내과 의사가 남편과 동행한 중년의 여성 환자에게 암 재발 소식을 전달하던 상황이었다. 검사 결과 설명을 마친 뒤 의사는 환자를 보며 "다시 시작한다고 생각하세요. 예전에도 잘하셨잖아요"라며 환자를 격려한 후 불쑥 아이의 나이를 물었다. 아이가 대학교 1학년이라고 환자의 남편이 답하자 의사는 "아이를 생각하며 엄마의 힘을 보여주세요"라고 말했다. 그 말을 들은 환자는 참고 있었다는 듯이 눈물을 흘리기 시작했다. 의사는 환자에게 티슈를 건네주며 다시 한번 힘내라는 말과 함께 환자의 어깨를 토닥였다.

환자가 받아들이기 어려운 이야기를 서둘러서 불쑥 꺼내거나 냉담한 태도로 전달하는 방식이 별로 효과적이지 않다는 사실을 알고 있는 의사들의 소통 방식은 확실히 달랐다. 의사는 타인의 인생에 영향을 미치는 특수한 직업이다. 이런 이유에서 조금 더 사려 깊게 말하고 행동하는 습관과 그러한 습관을 익히기 위한 훈련이 필요하다. 하얀 가운을 입고 환자와 만나는 순간, 의사의 말 한마디가 갖는 힘은 생각보다 훨씬 강하기 때문이다.

젊은 말기 암 환자와
의사소통하기

32세 여성 환자가 피로감과 흑변을 주소로 개인 의원을 방문했다가, 복부 초음파에서 간에 혹이 발견되어 대학병원으로 의뢰되었다. 만성 B형간염의 가족력이 있었고 1년 전 간 초음파와 피검사에서는 이상이 발견되지 않았다. 환자는 혈색소치 수치가 6.2g/dL로 아주 심한 빈혈이 있었는데, 갑작스러운 상황이 너무 두렵고 당황스러워 자신의 증상을 말로 잘 표현하지 못했다. 흑변은 위장 출혈로 인하여 발생한 것이며, 빈혈이 너무 심해 당장 입원해야 했다. 입원하여 촬영한 CT 결과, 간의 대부분을 암이 침범한 상태였다. 간의 주요 혈관인 양쪽 간문맥과 주문맥이 모두 암으로 막혀 있어 간암 말기에 해당했다. 게다가 암으로 급격하게 발생한 문맥 고혈압으로 인한 위정맥류 출혈이 재발하면 갑작스럽게 사망에 이를 수도 있는 상황이었다. 환자의 출혈을 막기 위해 내시경적 지혈시술과 수혈 등을 시행하고 방사선 치료를 하기로 했다. 다행히 출혈이 멎고 안정되자 환자는 자신의 병 상태를 궁금해하는 한편, 무척 불안해하는 모습을 보였다. 젊은 나이에 갑자기 찾아온 말기 암에 대한 이야기를 환자에게 어떻게 전달해야 할까?

앞날이 촉망되는 신경외과 의사 폴 칼라니티가 갑작스러운 폐암 진단을 받고 투병하면서 그의 마지막 삶을 글로 쓴 《숨결이 바람 될 때》(흐름출판)라는 책이 있다. 책에서 저자는 의사이자 환자로서의 경험을 살려 악성종양을 처음 진단받는 환자들과 대화하는 요령으로 "커다란 그릇에 담긴 비극은 숟가락으로 조금씩 떠주는 것이 좋다"라고 기술했다. 환자나 그 가족들에게 이해할 수 없이 닥쳐온 나쁜 사실을 받아들이는 위해서는 무엇보다 '시간'이 필요하기 때문이다. 너무 많은 지식이나 통계들을 한꺼번에 쏟아놓기보다 환자가 이해하는 속도에 조금씩 맞춰가는 것이다. 환자의 질문을 기다리고 그것에 답을 해주면서 그가 조금씩 병을 받아들일 수 있도록 도와줘야 한다. 시간은 무엇보다 위대한 치유자이자 해결사다.

간암이 있다고, 그리고 어느 정도 진행된 상태에서 발견이 되었다고 설명하자 환자는 처음에는 아무 말도 하지 않고 눈물만 흘렸다. 나는 이 상황이 얼마나 받아들이기 어려운지 잘 이해하고 있으며, 시간이 좀 필요할 것이라고 말해주었다. 다음 날 회진을 갔을 때 그녀는 조금 진정한 상태였고 자신의 병에 대해 몇 가지 질문을 했다. 그다음 날에는 환자에게 현재 치료의 내용을 상세히 설명해주었다. 그리고 지혈에 효과적인 약을 며칠 더 쓰면서 식사를 시작하고 몸을 회복해보자고 격려했다. 환자는 이뇨제를 쓰면서 저염식을 하는 방법을 물었다. 나는 그녀에게 저염식의 방법과 저염식 반찬을 만들어 배달해주는 곳을 알려줬다.

환자의 남편을 따로 불러서 좀 더 객관적으로 그녀의 상태를 설명했다. 예후가 나쁠 거라고 하자 그녀의 남편도 울었다. 나는 이 젊은 부부가 받아들이기 매우 어려운 상황임을 이해한다고, 아이들을 돌보고 아내도 돌보아야 할 그가 무척 힘들 거라며 위로했다. 그렇게 한 발 한 발 간암의 말기 상태라는 사실을 받아들이면서, 또 한편으로는 방사선 치료를 진행하고 항암 치료를 받으면서 2년이 지났다. 처음 그 환자는 바람에 흔들리는 촛불처럼 위태로워 보였지만, 환자와 그녀의 남편은 차분하게 그리고 희망과 용기를 가지고 큰 어려움에 맞서고 있다. 나는 하나님께서 이들 부부와 아이들에게 시간을 더 주시기를 기도한다.

'근거 있는 희망'을
적극적으로 발굴하고 말하기

돌팔이 의사 또는 돌팔이 약사는 어려운 처지에 지푸라기라도 잡고 싶은 심정의 환자들에게 접근해서 쉽게 위로와 희망을 건네고 효과가 입증되지 않는 약을 터무니없이 비싼 값에 판다. 환자는 속는 줄 알면서도 그에게 매달리고 돈을 날려도 아까워하지 않는 경우가 많다. 그러나 의료기관에서 만나는 진짜 의사는 병의 상태에 대한 객관적 진실을 알려준다. 그 진실은 환자로서 받아들이기 어렵고 회피하고 싶은 것일 수 있다.

내가 경험이 부족했던 젊은 날에는 의학적 진실을 그대로 알려주어야 한다는 생각에 사로잡혀, 희망이라는 요소가 환자에게 얼마나 중요한지를 제대로 이해하지 못했다. 내게서 희망을 보지 못해 민간 처방이나 근거 없는 치료법으로 돈과 시간을 낭비하면서 나를 떠났던 환자들도 많았다. 나쁜 예후가 예상되었더라도 좀 더 환자에게 인격적인 관심을 가지고, 작든 크든 희망적인 근거를 열심히 모아 그 희망을 환자에서 들려주었더라면 좋았을 거라는 후회와 반성을 한다.

특히 아무리 말기 암 상태에 있는 환자라도 희망의 여지를 남겨놓는 것이 매우 중요하다. 예를 들어 "이런 환자들의 평균 생존 기간은 6개월입니다"라고 사실대로 말하기보다 "대부분의 환자들은 수개월에서 2~3년까지 생존합니다"라는 방식으로 말해주는 것이 좋다. 왜냐면 평균 생존 기간이라는 것은 단지 통계적인 표현일 뿐 그 환자의 생존 기간을 알려주는 것이 아니라고 설명해주어도, 대부분의 환자는 자신이 6개월밖에 살지 못한다고 받아들이는 경우가 많기 때문이다. 실제로 작은 희망의 불씨를 찾기 힘들 정도로 나쁜 상황에서도 예외적으로 좋은 반응을 보이는 사례, 즉 기적은 임상 현실에서 있기 마련이다. 의사는 예외적으로 좋은 경우가 있음을 염두에 두고 또 의도적으로 희망의 요소를 찾아서 그 부분을 환자에게 말해주어야 한다.

최근에 80세 중반의 말기 간경변증 환자가 전신 상태가 급격히 악화되고 식사를 전혀 하지 못한 채 입원했다. 심각한 많은 문제가 있었고 앞으로 좋아질 가능성도 거의 없지만, 수액 치료 후 처음 입원했을 때보다 신장 기능이 조금 호전되었다. 기저에 이미 만성 신부전을 동반하고 있던 그 환자에게 신장 기능이 조금 좋아진 것의 의학적 의미는 미미하다. 그래도 좋아진 점이 있다고 환자에게 말해주었더니 무표정하게 있던 그녀가 환한 미소를 띠었다. 마치 나의 말 한마디가 환자에게 작은 희망의 닭고기 수프가 되어, 그녀에게 남아 있는 실낱같은 생명의 온기를 다시 불러일으키는 것 같았다.

그러나 '근거 있는 희망'을 말한다는 것이 때로는 얼마나 어려운지 모른다. 한 환자가 간암이 폐로 전이된 상태에서 진단되어 항암 치료를 앞두고 있었다. 그러던 중 독일의 어떤 의사가 광역학 치료와 면역 치료로 말기 암을 완치시켜준다는 정보를 스스로 찾고는 그곳으로 떠났다. 환자는 내가 제안하는 항암 치료는 완치가 되지 않기 때문에 자신에게 아무런 의미가 없다고 했다. 나는 완치율이 낮지만 생존 연장의 효과가 입증된 표준 치료를 받기를 권유했다. 그리고 영원히 사는 사람은 없기 때문에 삶이란 어떻게 보면 생존의 연장이고, 그래서 완치가 아닌 연장의 효과를 내는 치료는 충분히 의미가 있다며 그녀의 독일행을 말렸다. 그러나 환자는 완강하게 내 권유를 거부했다. 결국 환자는 독일에서 한 달을 보내고 귀국하자마자 곧 복수가 차서 요양원에서 짧은 시간을 보낸 뒤 사망했다. 환자가 근거 부족한 치료법이나 민간요법에 헛된 희망을 걸고 인

생의 소중한 마지막 시간, 또 하나의 인격적 성장의 기회가 되어줄 시간을 잃어버리는 모습을 옆에서 지켜보는 건 의사로서 무척 안타까운 일이다. 지바 아츠코의《잘 죽는 것은 잘 사는 일이다よく死ぬことは、よく生きることだ》*라는 책에서 저자는 민간요법에 빠진 사람들이 가엾은 이유는 한 인간의 삶에서 가장 중요한 인생 말기에 죽음의 수용을 통해 정신적으로 성장할 기회를 잃어버리기 때문이라고 한다. 민간요법에 빠져 헛된 희망을 품는 사람은 자신의 삶을 잘 마무리하지 못하고, 남은 가족도 제대로 작별 인사를 하지 못했다는 후회 때문에 괴로워하는 경우가 많기 때문이다.

일본의 호스피스 전문의 오츠 슈이치는 호스피스에서 사망한 환자 천 명을 지켜본 경험을 토대로《삶의 마지막에 마주치는 10가지 질문》(21세기북스)을 저술했다. 이 책에 따르면 의사는 환자의 병을 고치려 애써야 할 때와 그러지 말아야 할 때를 분별해야 한다. 의사는 늘 환자에게 무언가를 해주는 존재, 즉 진단하고 수술하고 약을 처방하는 기술적인 탁월함을 추구한다. 그러나 때로는 아무것도 하지 않고 환자와 함께하는 것, 즉 병

---

* 국내 미번역 도서.

마에 사로잡혀 고통받는 인간 옆에서 그와 다를 바 없는 운명을 가진 벌거벗은 한 인간으로 존재함으로써not doing, but being 환자에게 가장 적절한 도움을 줄 수도 있다. 죽음이라는 알 수 없는 심연을 바로 앞에 두고 한없이 약해진 한 사람과 그를 바라보는 또 한 사람으로서 환자뿐 아니라 의사에게도 희망이 필요하다는 것이다.

나는 많은 간암 환자를 진료하면서 30년의 세월을 보냈다. 나의 환자 중에는 15cm 이상의 큰 간암을 간동맥색전술로 줄이고 마침내 수술로 완치되어 14년째 건강하게 살고 있는 환자가 있다. 그 밖에 완치율이 1% 미만인 표적 항암제로 치료하고 완치되어 7년을 잘 살고 있는 환자, 폐로 전이된 간암이 있었지만 항암 치료에 믿을 수 없을 만큼 좋은 반응을 보여 마지막에 폐절제술까지 하고 완치된 환자도 있다. 그 환자들의 존재는 깜깜한 밤하늘에서 반짝이는 밝은 별과 같이 내 마음에 희망의 빛을 비춰준다. 그들은 다른 말기 암 환자들에게도 같은 기적을 기대해볼 수 있다는 실제적인 희망을 의사에게 선사해준 고마운 분들이다. 만약 의사가 그런 경험을 직접 하지 못해도 다른 의사의 경험을 자신의 것으로 받아들일 수 있다. 즉, 증례 보고와 같이 다른 의사의 경험을 문헌이나 연구 보고를 통해 알게 된다면 그런 이례적 사례를 염두에 두고 희망을 키워가야 한다. 무엇보다 의사는 자신이 꼭 의학적인 행위를 하지 않아도 환자 곁에 존재함으로써 의학적 기술로는 채울 수 없는, 그러나 또 다른 진정한 도움을 환자에게 줄 수 있음을 분명하게 이해해야 한다.

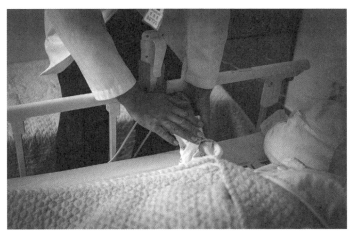

때로는 곁에 있어주는 것이 환자에게 가장 적절한 도움이 된다.

알코올의존증 환자와
면담하기

30세 여성 환자가 퇴원 후 첫 외래 방문을 했다. 젊은 나이였지만 간경변증이 진행되어 황달과 복수로 2주 전에 입원했던 환자였다. 그녀의 바로 옆 병상에는 알코올에 의한 말기 간경변증으로 죽음을 앞둔 중년의 여성 환자가 누워 있었다. 두 환자를 모두 내가 담당한 상황에서, 젊은 환자의 미래를 바로 옆 중년 환자가 보여주는 것 같아 참담한 마음이 들었다. 젊은 환자는 입원 기간 금주 상태를 유지하면서 다행히도 간 기능이 빠르게 회복되었다. 더는 술을 마시지 않기로 약속하고 퇴원했지만, 그 결심은 퇴원 이틀 만에 깨졌다. 환자는 엄마가 친구들과 여행 간 사이에 혼자 집에 있으면서 다시 술을 마시게 되었다면서 아기처럼 엄마에게 의존적인 모습을 보였다. 나는 나이가 서른이면 성인인데 엄마로부터 독립해야지 아기처럼 지내면 안 된다고, 참 예쁜 사람인데 중독에서 헤어 나오지 못해 안타깝다고 말했다. 그러자 환자가 갑자기 핸드백에서 핸드크림을 꺼내더니 내 손에 크림을 발라주었다. 나로서는 좀 당황스러운 상황이었지만 핸드크림의 냄새가 좋다고 말해주었다. 그리고 다시 금주하기를 권고하고 약을 챙겨주었다.

　1년 전 내 외래진료실을 처음 방문했던 그녀는 이미 지난 10년 동안 지속된 알코올의존증으로 여러 병원에 몇 번이나 입원했던 병력이 있었다. 나는 일단 알코올의존증에 빠지게 되면 한 번의 결심으로 중독이라는 심각한 병에서 벗어나는 사람은 거의 없으며, 의지를 발휘하려고 아무리 노력해도 벗어나기 어려운 것이 중독임을 말해주었다. 현재 환자의 간 기능이 아주 좋지 않기 때문에 어제까지 술을 마셨더라도 오늘부터 안 마시려 노력해야 하고, 내일 또 마시게 되더라도 모레는 안 마시려는 노력이 필사적으로 필요하다고, 이렇게 젊고 아름다운 사람이 미래를 생각해야 한다고 말했다. 그녀는 소리 없이 눈물을 주룩주룩 흘렸고 그녀의 어머니도 같이 울었다. 그녀는 직장을 다니던 지난해에도 저녁에 돌아와 집에 엄마가 없으면 술을 마셨다고 했다. 그 말에 나는 혼자 있지 말고 사람들이 있는 곳으로 술을 피해 도망가야 한다고 말해주었다. 우리는 그녀의 금주를 위해 서로 돕기로 약속했다. 지속적인 정신상담을 위해 정신건강의학과에 의뢰도 했다. 그녀는 진료 약속을 잘 지키고 대답도 순응적으로 하지만, 지금까지도 알코올의존증에서 헤어나지 못했다.

내가 의사로서 경험이 짧았던 시절에는 이런 알코올 간 질환자들을 만나기가 영 고역이었다. 그들을 병에 시달리는 환자로 인식하기보다 인간적으로 부족한 사람으로 판단했던 점도 있었고, 입원과 금주로 간 기능이 좋아져도 퇴원 후 바로 다시 시작되는 음주로 도돌이표가 되는 반복되는 실패에 내가 먼저 좌절했던 이유도 있었다. 중독을 객관적인 질병으로 인지하지 못했고, 내가 아니라 환자들 자신이 그 누구보다 먼저 자신에게 실망하고 좌절하고 있음을 이해하지 못했기 때문이었다. 그 환자의 삶과 알코올의존증에 빠지게 된 사연을 내가 다 이해할 수는 없다. 하지만 중독은 한 번 들어가면 빠져나오기 힘든 병임을 함께 인정하는 자세가 필요하다. 또한 과거의 그 환자가 어쨌든지 간에, 의사는 짧은 진료 시간이지만 지치지 않고 건강한 에너지를 전해주며 환자에게 작은 도움이라도 주는 역할을 해야 한다.

의사는 환자들의 해묵은 죄책감을 건드리지 않고 판단하지 않는 관점에서 그들의 존재를 긍정해주어야 한다. 그리고 환자들에게 희망이 남아 있음을 알려주는 조력자가 되어주어야 한다. 의사가 환자를 받아들이면 환자는 곤궁에 빠졌을 때 쉽게 의사를 찾아오게 되고, 그럼으로써 환자의 수명은 연장된다. 아직 알코올의존증을 치료하는 효과적인 약이나 치료법은 발견되지 않았다. 하지만 의사와의 면담이 치료에 도움을 주고 의사가 알코올의존증에 따라오는 각종 합병증을 적절히 대처하여 환자의 수명을 연장할 수 있다면, 이는 진정으로 비용 효과적인 치료법이 된다. 반면 의사가 그 환자를 판단하는 자세로 야단을 치면 환자는 찾아올 곳이 없게 되므로 적절한 의학적 도움도 받지 못하면서 상태는 악화일로로 치닫게 된다.

일차진료 때 의사가 알코올의존증 환자들에게 5분 이내로 짧게 동기부여를 하는 면담법을 단기 개입brief intervention이라고 하는데, 이는 효과가 입증된 치료법이다. 이 면담법을 구성하는 요소로는 FRAMES, 즉 음주량에 대한 평가를 알려주기Feedback, 선택은 본인 몫임을 알려주기Responsibility, 금주 또는 절주하도록 조언하기Advice, 술이 아닌 다른 선택법 찾기Menu of options, 따뜻하게 공감하기Empathy, 환자의 변화에 긍정적으로 반응하기Self effica-cy가 있다. 이는 주치의가 환자에게 그간 금주를 잘 지켰는지 묻기, 만약 못 지켰다면 어떤 이유 때문이었는지 묻기, 다시 간 기능이 나빠지고 있어 금주의 필요성이 커지고 있음을 설명하기,

술 대신 탄산수나 무알코올 음료로 대치해보는 건 어떤지 질문하기, 변화를 시도해보라고 격려하고 구체적인 대안을 환자와 같이 찾아보기 등을 포함하는 면담법이다. 이러한 단기 개입은 너무 심한 알코올의존증 단계에서는 효과가 없지만, 비교적 경한 의존증 환자에게는 상당히 효과적이다. 그런데 단기 개입을 지속하려면 환자에 대한 연민과 희망을 의사가 먼저 잃지 말아야 하는데, 그런 노력을 유지하기가 사실상 쉽지 않다. 더욱이 의사의 면담에 의한 진료 행위를 우리나라의 진료수가 체계가 제대로 인정하지 않는 현실은 이러한 어려움을 가중시킨다.

내가 진료하는 수많은 알코올 간 질환 환자들 중, 너무 늦기 전에 술을 끊은 경우는 손을 꼽을 정도로 적다. 그중 한 환자는 60세 초반의 여성으로, 좀처럼 중독에서 벗어나지 못했다. 그러나 내 진료를 받는 중에 교회에 나가게 되었고, 교회에서 목사님과 교우들이 그녀를 적극적으로 도와주면서 마침내 알코올의존증에서 완전히 벗어나게 되었다. 그녀는 이제 1년에 한두 번만 내게 진료를 받으며 건강하게 지내고 있다.

얼마 전, 나의 아버지가 입원하신 재활병동 병상 바로 옆에 그녀의 남편이 입원하게 되었다. 그녀의 남편은 반복되는 뇌졸중으로 침상에 누워 지내는 상태였다. 나는 그녀가 알코올의존증에 빠질 만한 삶의 어려움이 있었음을 짐작할 수 있었다. 어느 날 저녁에 내가 아버지를 뵈러 갔더니 낮에 그녀가 아버지 병상에 다녀갔다고 말씀하셨다. 그녀가 자신을 살려준 의사 선생님의 아버지시라며 우리 아버지의 머리카락을 단정하게 잘라주었다고 했다. 그녀의 직업은 미용사였다.

그녀나 나나 아픈 가족이 입원해 있는 처지였지만 서로 도울 수 있어서 기뻤던 만남이었다. 그녀는 그 힘든 알코올의존증에서 성공적으로 빠져나올 수 있음을 몸소 보여주었다. 또한 그 뒤로도 내가 알코올의존증 환자의 진료 중에 쉽게 좌절하는 대신, 희망을 품고 금주 권고와 단기 개입을 할 수 있도록 힘을 주었다.

변모하는 진료 상황에서
고려할 점들

수년 전, 한 대학병원의 응급실에서 실제로 있었던 일이다. 고열로 응급실에 방문한 중년 남성이 응급 진료를 받고 퇴원했는데, 후에 그의 혈액검사에서 HIV 항체 양성 결과가 나왔다. 그환자가 실제 에이즈 환자인지 확진을 받으려면 추가적인 검사가 필요한데도 응급실 퇴실 시 추가 진료에 대한 예약이 없었다. 그래서 한 의료진이 환자에게 전화를 걸어 결과를 알려주고 감염내과 진료를 받도록 예약해주었다. 하지만 안타깝게도 환자는 병원에 오지 않았고 자살하고 말았다. 현재 에이즈는 아주 효과적인 치료법이 발견되어 약을 잘 먹으면 좀처럼 병으로 사망하지 않고 기대여명을 누릴 수 있기에 너무도 안타까운 일이었다. 이처럼 의사-환자 관계가 형성되어 있지 않은 상태에서 전화를 통한 진료상담은 아주 위험할 수 있다.

병의 치료에 관여하는 세 가지 요소로 자연 치유, 약물이나 수술 등의 치료, 그리고 플라세보 효과가 있다. 플라세보_{placebo}

는 위약, 즉 가짜 약이지만 환자의 믿음으로 인한 치유적 영향력을 말한다. 반면 노세보$_{nocebo}$는 부정적인 방향으로 영향을 미치는 요소들이다. 의사의 한마디가 병을 낫게 할 수도 있지만 병을 악화시킬 수도 있다. 따라서 의사들은 플라세보 효과를 활용하고 노세보 효과를 경계해야 하는데 환자를 안심시키는 의사의 말은 가장 좋은 플라세보 효과 중 하나다.

2020년 2월 현재 우리나라에서는 〈의료법〉 34조에 따라 원격진료, 즉 핸드폰 등의 통신 기기를 이용한 진료가 의사-의사 간에는 허용되지만, 의사-환자 간에는 허용되지 않고 있다. 정부는 의료 사각지대를 해소하기 위해 예외적으로 원격진료를 허용하도록 〈의료법〉 개정을 추진하고자 했다. 그러나 여러 의료 단체들이 이에 반대하고, 의대생들도 반대 시위를 한다. 의료 사각지대에 있는 이들은 주로 오지에 있는 군부대 장병, 원양선박 선원, 교정시설 재소자, 도서·벽지 주민 등이다. 아직 원격진료를 허용하는 법이 개정되지는 않았지만 2019년 6월부터 의료 사각지대의 주민을 대상으로 '스마트진료'로 이름으로 바꾼 제한적인 원격진료가 시작되었다.

전화 통화나 환자 상태를 촬영한 영상을 활용한 진료가 점점 더 많아지고 있다. 예를 들어 환자가 직장 일로 바빠서 못 올 때는 환자의 가족이 대진을 와서 환자 상태에 대해 의사와 대화를 나눈다. 그런 후 의사에게 잠깐 전화로 환자와 직접 진료 상담을 해주길 요청한다. 요양원에 있는 연로한 부모를 대신해 온 자녀가 부모의 상태를 영상으로 녹화해 보여주면서 진료 상담을 하기도 한다. 실제로 얼마 전 거동이 어려워 사설 구급차를 타고 움직여야 하는 희귀 간 질환자가 있었다. 환자의 남편이 말하길, 한 번 진료를 보기 위해 환자를 데려오려면 구급차 비용만 30만 원 넘게 소요된다고 한다. 또 환자들이 집에서 경험했던 피부나 관절 등의 문제를 상담할 때 당시 찍었던 사진을 가져와 보여주면서 질문하기도 한다. 이는 현재 논의되고 있는 원격진료와는 다르지만 비슷한 맥락을 가지고 있다. 이미 여러 번 진료하여 의사가 그 환자의 상태를 파악하고 있을 때는 녹화한 영상이나 사진을 가져오면 보호자가 아무런 자료를 가지고 오지 않는 것보다 진료에 도움이 된다.

그러나 대진의 경우 진료실에 대신 온 사람의 신원이나 환자와의 관계에 대한 확인이 필요하다. 환자의 정보를 함부로 누설해서는 안 되는 개인정보 보호 및 비밀 유지의 원칙이 의료기관에서는 매우 중요하기 때문이다. 과거에 연예인 등 유명인의 의료정보를 함부로 노출했다가 문제가 된 사건이 계기가 되어, 의료기관에서는 의무적으로 모든 직원이 개인정보 보호에 대해 매년 교육을 받아야 한다. 그럼에도 바쁜 진료 현장에서는 의도치 않게 환자의 개인정보 보호가 이루어지기 어려운 상황이 생긴다.

알코올의존증 및 우울증 등으로 정신건강의학과 진료를 받던 환자가 있었다. 그는 얼마 전 동년배와의 술자리에서 싸움이 벌어져 폭행을 당해 입원했다. 도중에 췌장염이 발견되어 내과 병동에서 전동이 되어 치료받던 중이었다. 환자가 잠시 병실을 비운 사이, 환자의 형이라고 자칭하는 사람이 찾아와 주치의에게 동생의 상태를 걱정하면서 병세가 어떤지 물어보았다. 환자의 담당 전공의는 주치의로서 환자 상태가 호전되어 가고 있으며 곧 퇴원할 것이라는 설명을 해주었다. 그런데 나중에 밝혀진 바에 의하면 그 형은 환자의 친형이 아닌 가해자였다. 피해 보상 절차를 논의하던 중 몰래 들어와 피해자의 상황을 파악하려던 의도였다. 뒤늦게 이 사실을 알게 된 환자는 개인정보 보호 위반으로 병원에 민원을 냈다. 이처럼 의사를 속이려는 의도를 가지고 다가온 제삼자도 있기 때문에, 환자의 동의를 받지 않은 상태에서는 그 배우자나 친자라 하더라도 환자의 의료정보를 함부로 노출하지 않도록 주의해야 한다.

한편, 환자가 자신의 의학적 상태를 배우자가 궁금해하니 의사와의 진료 내용을 녹음해도 되느냐는 허락을 구하는 일도 있고, 환자나 환자와 동반한 가족들이 진료 과정을 몰래 녹음해가는 일도 종종 있다. 환자와의 진료상담이 녹음된다는 것이 의사에게는 좀 부담스러울 수도 있고, 때로는 의사에 대한 불신의 표현으로 받아들여져 불쾌할 수도 있다. 그러나 요즘과 같이 정보가 개방된 사회에서는 의사도 열린 마음으로 대응하는 것이 좋다고 생각한다. 짧은 진료 시간 동안의 대화를 환자나 가족이 다 이해하지 못해 집에 가서 다시 들어보고 싶을 수도 있고, 진료에 직접 오지 못한 다른 가족에게 그 내용을 전달하기 어려워 녹음해야 할 필요를 느끼는 이들도 있다. 그러므로 모든 진료 내용은 언제든 녹음될 수 있고, 녹음되더라도 문제없는 내용이어야 한다는 전제를 가지고 진료상담에 임해야 한다.

연명 치료를 결정해야 하는
상황일 때

2018년 1월에 운명하신 우리 아버지 인생의 마지막 2개월을 동행하면서 나는 환자의 가족으로서 그리고 의사로서 연명 치료에 대한 의사 결정 과정을 경험했다. 아버지는 58세에 발병한 뇌졸중으로 그 이후 말을 거의 못 하시고, 음식을 삼키다가 자주 사레에 걸리는 불편을 안고 사셨다. 노쇠와 함께 뇌혈관성 치매가 서서히 진행되었고 고혈압, 고지혈증, 전립선비대증 등으로 10개의 약을 드시면서 어머니와 둘이서 노인거주 시설에서 생활하셨다. 대부분의 시간을 소파나 침대에서 지내셨지만, 식사하고 배설하며 걷는 기능이 유지되어 하루에 1~2km씩 산책하고 공동사우나를 이용하셨으며, 가족들의 도움을 받으며 병원 외래진료도 규칙적으로 다니셨다.

그런데 4년 전 요도암이 발생한 이후 거의 매년 재발하면서 3회의 수술과 1회의 방사선 치료를 받으셨다. 그 과정에서 근력이 떨어져 낙상으로 입원하기도 하고, 평생 증상이 없던 담석증이 갑자기 복통과 담낭염으로 발현하여 입원 치료를 받기도 하셨다. 88세에 방광암 재발에 의한 혈뇨가 심하게 나타나 마지막 수술을 받으셨는데, 수술 후 회복되지 못하고 침대에 누워 지내는 신세가 되셨다. 식사할 때면 종종 기도로 음식물이 넘어가고 간헐적으로 고열이 발생했다. 삶의 의욕이 식욕과 함께 점점 떨어지면서 집으로 돌아가 어머니 곁에 있기를 희망하셨다. 우리는 아버지 뜻대로 해드리기로 했다. 아버지는 집에 돌아가 평상복을 입고 병원 밥이 아닌 식사를 조금씩 하시면서 기운도 좀 차리고 밝은 표정으로 지내셨다. 의료기 임대점에서 구해온 장치로 집에서 가래를 빼고 산소요법을 했으며, 산소포화도 모니터링도 쉽게 할 수 있었다. 나는 아버지께 병원에 입원하셔서 좀 더 적극적인 치료를 받으시겠느냐고 몇 번 여쭈었는데, 아버지는 입원을 원치 않는다는 의사 표현을 명확하게 하셨다. 그렇게 집에서 지내는 짧은 열흘 동안 모든 친지가 방문하여 인사를 나눌 기회가 있었다.

가족들이 한데 모여 연명 치료에 관해 의논했다. 처음에는 벌써 연명 치료를 생각해야 하느냐고 거부감을 표현한 형제도 있었지만, 연명 치료에 대한 의사 결정은 미리 하는 것이라는 반복적인 설명과 여러 번의 의견 조율을 통해 심폐소생술, 인공호흡기, 혈액투석 및 항암 치료를 하지 않고 집에서 임종하시는 데 가족 전원이 합의하게 되었다.

우리 부모님이 거주하시는 노인복지시설은 아파트와 같은 형태의 독립적인 세대들이 모여 있는 공동시설인데, 식당에서 식사를 제공하고 청소와 빨래 및 운동이나 취미 활동 등의 다양한 서비스도 제공되었다. 그럼에도 다른 세대에 사는 이웃 노인들은 공동의 주거시설에서 사람이 죽는 것을 싫어했다. 심지어 나쁜 소문이 나서 아버지 사후에 어머니가 혼자 거주하게 될 때나 그 집을 매매할 때 어려움을 겪을 가능성이 있다는 사실을 그곳 직원들을 통해 알게 되었다. 그 시설이 세워진 이후 초기의 한 사람 외에는 아무도 자기 집에서 사망한 사람이 없다는 말도 들었다. 그래서 우리도 아버지의 임종이 임박해졌을 때 그 주거 단지 내에 있는 요양시설로 아버지를 옮겼다. 아버지는 그곳에서 4일간 지지 치료를 받으시다가 돌아가셨다. 운명하기 전날, 병원에 가시겠느냐고 내가 다시 여쭈어보았을 때도 원치 않으신다는 표현을 하셨기에 가족들과 요양시설 의료진들은 그 요양시설에서 아버지의 임종을 지켜볼 수 있었다. 다행히 아버지의 임종은 평온했고 가족들은 아버지를 위해 최선을 다했다는 생각을 할 수 있었다.

2018년 2월 4일부터 우리나라에서 존엄사법, 다시 말해 〈연명의료결정법〉이 시행되었다. 말기 환자의 뜻에 따라 무의미한 연명 치료, 즉 심폐소생술과 혈액투석, 항암제 투여와 인공호흡기 착용 등 네 가지 치료를 중단할 수 있게 된 것이다. 그리고 2019년 3월 28일 개정된 법에 의하면 위의 네 가지 치료뿐만 아니라 수혈, 체외순환술, 승압제 및 기타 연명 의료로 중단할 수 있는 치료의 범위가 확대되었다. 그러나 통증 완화를 위한 의료 행위, 영양분 공급, 물 공급 및 산소의 단순한 공급은 유보하거나 중단하지 않는다. 임종 과정에서 환자가 의식이 있어 의사와 함께 작성하는 연명의료계획서나, 건강할 때 보건복지부 등록기관에서 미리 작성해둔 사전연명의료의향서가 있다면 연명 치료를 중단할 수 있다. 또 환자의 의식이 좋지 않아 연명 치료에 대한 의사 결정을 할 수 없는 경우에는 생전에 연명 치료를 원치 않았다는 가족(배우자, 부모, 자식) 2인 이상의 진술이 있으면 연명 치료 중단이 가능하다. 만약 생전에 환자의 진술이 없었다면 가족관계증명서에 기재된 직계가족 전원이 동의할 경우 중단할 수 있다. 그러나 가족 전원의 동의를 얻기가 생각보다 어려운 사례도 많다. 가족이 해외에 있거나 연락이 두절된 경우가 꽤 있기 때문이다. 따라서 너무 늦기 전에 본인의 의사를 확인하여 결정해두는 것이 바람직하다.

지난 30여 년간 나는 많은 환자들의 임종 과정에 동행했다. 만성 간 질환 진료로 환자 및 가족들과 이미 1년에서 10년 이상 의사-환자 관계가 형성되어 있으면 병의 진행에 따라 연명 치료에 대해 자연스럽게 의견을 나눌 기회가 생긴다. 이 과정은 항생제 치료를 중단하거나 더는 검사를 하지 않는 것, 인공호흡기나 심폐소생술 및 혈액투석과 같은 연명 치료를 하지 않는 것을 설명하고 의사 결정을 하도록 돕는 일이다. 환자가 직접 의사 표현을 하면 좋지만, 너무 연로하거나 의식이 흐려져서 어려울 때는 가족들과 소통하게 된다. 환자의 마지막 인생길이 너무 힘들지 않고 편안할 수 있도록 돕는 것. 그리고 남은 가족들이 마지막까지 후회나 죄책감 없이 최선을 다했다는 심정으로 환자와 이별하도록 돕는 것이 의료진의 중요한 임무다. 하버드 의과대학 교수 아툴 가완디는 자신의 저서《어떻게 죽을 것인가》(부키)에서 말하길, 임종기가 다가온 줄 모르고 삶의 마지막에 항암요법을 시행하는 사례는 호스피스 케어를 더 일찍 선택한 경우보다 생존 기간이 짧다고 한다. 즉, 의사가 죽음을 대면하지 않고 피하느라 환자에게 오히려 해를 주는 것이 된다. 아툴 가완디는 생을 어떻게 마감할 것인지에 관한 대화가 실험의약품이었다면 FDA가 이 약을 승인했을 것이라고도 말했다.

죽음에 관한 흔한 오해 중 하나는, 죽어가는 사람이 자기가 죽어간다는 사실을 알고 싶어 하지 않을 거라는 생각이다. 그러나 대부분의 환자는 그 사실을 알고 싶어 하며, 다만 사랑하는 사람과 함께 있을 시간이 조금만 더 주어지기를 원한다고 한다. 덴마크 철학자 키르케고르는 이렇게 말했다. "인생은 뒤돌아볼 때만 이해할 수 있다. 그러나 우리는 앞날을 살아가야 한다." 죽음 앞에서 자신의 인생을 분명히 이해할 기회를 가진다면 참 좋을 것이다. 그러나 죽음에 대해 부정적인 인식이 강한 우리나라 문화에서는 연명 치료에 관한 대화가 실제로 이루어지기 어려울 때가 많다. 특히 갑작스럽게 질병이 진행되거나 말기 암으로 처음 진단받은 경우도 연명 치료 계획을 세우기 어렵다. 그러므로 의사뿐만 아니라 환자도 죽음에 관한 대화, 연명 치료에 대한 의사소통 훈련이 필요하다. 의사들이나 의과대학생들이 죽음학 교육을 받고 자신의 죽음에 대한 인식을 먼저 가지는 것도 환자와의 대화를 위해서 좋은 방법이 된다. 그리고 환자와 그런 대화를 하기 위한 진료 시간과 공간이 확보되어야 한다.

2011년 한국죽음학회에서 발간한 《한국인의 웰다잉 가이드라인》(대화문화아카데미)에 의하면 죽음은 삶의 한 과정이며 결코 끝이 아닌 새로운 시작으로 이해할 수 있다. 죽음이 있기에 유한한 인간의 삶이 더 소중하고 의미 있는 것이다. 또한 아름다운 임종을 맞이하기 위해 준비가 필요하다고도 강조한다. 이 가이드라인에는 임종 환자를 돌보는 가족들이 인지할 것들과 장례 절차에 대한 개략적 안내, 그리고 고인을 보낸 남은 자들의 슬픔을 치유하는 조언도 포함되어 있어 환자나 가족뿐만 아니라 의사들도 진료에 활용하면 좋다. 마지막으로, 과학자 토머스 에디슨이 임종 자리에서 남긴 말은 "저곳은 정말 아름답구나"였다고 한다.

의사소통이 어려운 환자와 소통하기

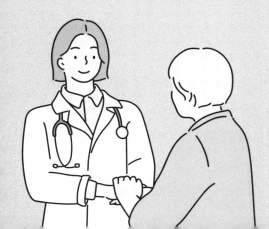

화가 난 상태의 환자 대처하기

70대 중반의 인지력이 떨어지는 환자와 그녀의 딸이 내 진료실을 방문했다. 환자는 고혈압으로 치료를 받던 중 우연히 건강검진에서 C형간염이 발견되어 내게로 왔다. 환자는 대화에 거의 참여하지 않았고 주로 딸과 대화가 이루어졌는데, 진료실에 들어왔을 때부터 딸의 표정은 사나웠고 불만이 많아 보였다. 나는 일차의료기관에서 가져온 검사 결과를 확인한 뒤, 이것만으로는 확진할 수 없으며 추가적 혈액검사를 해야 C형간염을 확진하고 다음 치료 계획을 세울 수 있다고 설명했다.

그러나 환자의 딸은 나의 이러한 설명을 이해하지 못했다. 이미 검사도 다 하고 왔는데 왜 쓸데없이 검사를 또 하자는 것이냐고 큰소리로 항의했다. 반복적으로 설명해도 태도에 변화가 없자 내 목소리도 높아져 전문가가 하는 말을 들으려고 이곳에 온 게 아닌가, 왜 의사의 말을 듣고 이해하려 하지 않느냐, C형간염 치료에 경험이 많은 의사인 내가 말하는 것을 들어야 하지 않느냐며 환자의 딸과 싸우듯이 말했다. 처음에는 부드러워 보이던 의사가 만만한 사람이 아니라는 인식이 확실히 전달되자 그제야 그녀는 한발 물러서면서 내 말을 수용했다. 일차의료기관 의사가 당장 치료해야 한다고 해서 급한 마음으로 왔는데, 검사를 또 하느라 아깝게 시간을 버리는 것 같다는 생각이 들었다고 말했다. 나는 환자와 딸에게 진단과 치료에 대한 계획을 다시 설명해주고 오늘 검사를 받고 가든지 다른 병원에 가서 진료를 받든지 선택하라고 했다. 그들은 내 말을 순순히 받아들이고 검사받고 가겠다고 했다.

씨름 한판 하듯 진료를 마친 뒤 진료실을 떠나기 직전에 환자의 딸이 내게 말했다. 의사에게 자신들은 수많은 환자 중의 한 명일 뿐이지만, 그들에게 의사는 단 한 명이며 나를 보기 위해 일부러 여기까지 왔다는 말이었다. 나는 그녀가 미안하다는 말을 대신해 표현하는 것으로 받아들였다. 그 힘든 면담을 마치고 그들로 인해 대기 시간이 길어져 오래 기다린 다른 환자들을 진료할 때에도 그 마지막 말이 내 마음에서 메아리치듯 여운을 남겼다. 돌이켜 생각하면 그들이 나를 만나기 전부터 이미 화가 난 상태였음을 내가 좀 더 일찍 알아차렸더라면 좋았을 것이다. 그리고 왜 화가 났는지를 물어보고 그 대답에 귀를 기울였더라면 그런 말씨름을 하지 않았을 수도 있지 않았을까?

《설명 잘하는 의사 되기》(아카데미아)라는 책에서는 공감이란 좋아하거나 용서하는 것이 아니고 환자에게 동의하는 것도 아니며, 다만 그가 어떻게 느끼는지 이해하고 있음을 표현하는 것이라고 한다. 따라서 환자의 분노에 가장 잘 대응하는 법은 분노가 존재함을 인정하면서, 의사가 환자를 이해하려고 노력하고 있으며 돕고 싶어 한다는 의지를 전달하는 것이다. 환자에게 분노를 돌려주지 말고 그가 왜 그렇게 화가 났는지 알고 싶어 하라고 저자들은 조언한다. 환자의 격한 감정을 의사가 인지하고 이해하고 있다고 표현하면 환자의 격한 감정은 경감되고, 그로 인해 치료적 소통이 시작될 수 있다. 공감은 여전히 치료자를 위한 가장 좋은 도구 중 하나며, 의사들은 이를 배우고 사용해야 한다.

좋은 의사-환자 관계 형성이 어려울 때

7년 이상 꾸준히 병원에 다닌 간경변증 환자가 있었다. 그의 상태는 안정되어 있었고 치료제에 대한 반응도 좋아서 6개월에 한 번씩 검사와 처방을 하면서 진료가 이어졌다. 간암의 감시검진으로 초음파와 피검사가 시행되던 중 최근 초음파검사에서 3cm의 종양이 간에서 발견되었고 추가적인 검사 결과 간암이 확인되었다. 다행히 복강경절제수술이 쉬운 위치라 서둘러 외과 의사에게 수술을 의뢰해놓은 상태였다. 그런데 외과 의사와의 면담에 환자는 오지 않고 처음 보는 그의 부인과 20대 후반의 딸과 아들이 내 진료실을 방문했다.

환자의 부인과 아들은 한마디도 하지 않는 가운데 딸이 내게 따져 물었다. 환자의 선택에 의해 6개월 전 외부에서 초음파를 시행했을 때도 암이 있었을지 모르는데 환자가 외부에서 검사하지 못하도록 왜 말리지 않았냐는 것이었다. 그녀는 인터넷을 통해 섭렵한 지식들을 자랑하듯 내게 암의 'doubling time(배가 시간)'이 얼마냐고 하면서, 수술해보아야 알 수 있는 간암의 예후와 관련된 항목을 꺼내놓고 자기 아버지에게 그런 항목이 얼마나 있는지 물었다. 그리고 세 장의 타 의료기관 의뢰용 소견서를 요청했다. 다른 환자 두 명은 족히 볼 시간을 빼앗아가면서 자신의 인터넷 검색 노력을 과시하려는 듯한 그녀의 태도에서 느꼈던 불쾌함은 시간이 지나도 좀처럼 지워지지 않았다. 아버지를 오랫동안 진료한 의사에 대한 존중이 결여된 상태에서 환자 본인이 선택한 6개월 전 초음파검사를 하지 않도록 의사가 말려줬기를 바라는 비현실적인 기대를 하며, 암의 발생을 의사 탓으로 돌리고 따지는 태도로 의사소통을 악화시켰다. 이는 의사 대부분이 기피하고 싶은 환자 또는 보호자의 유형이다.

의사로서 도저히 의사-환자 관계를 지속하기 어려운 여러 상황이 있다. 많은 의사들이 1~2년에 한 번 정도는 그런 경험을 한다. 그럴 때는 솔직하게 의사-환자 관계 형성이 어려워 치료를 계속할 수 없음을 인정하고 환자에게 그것을 설명하는 것이 좋다. 환자를 비난하거나 그에게 큰소리를 내서는 안 되고 단지 구체적인 문제들을 열거하면서 의사로서 그 환자의 치료를 지속하기 어렵다는 말을 건넨다. 치료적으로 더 좋은 영향을 줄 수 있는 새로운 의사를 만나는 것이 환자에게도 유익하다는 점을 설명한 후 성의 있는 의뢰서를 써주고 그날에 해야 할 처방이나 처치를 해주도록 한다. 그런 의뢰 과정이 의사에게 패배가 되는 것은 아니다. 늘 진료하던 환자에게 암이나 예상할 수 없었던 나쁜 경과가 발생하거나, 최선을 다해 치료했음에도 환자가 사망하는 일이 의사의 패배가 아닌 것처럼 말이다. 자신의 한계를 인정하고 다른 의사들로부터 도움을 구하는 것이 의사 자신에게도 좋고, 환자 역시 다른 의사와 효과적인 의사소통을 새롭게 시작하게 될 수도 있다.

심장내과 의사인 버나드 라운의 저서 《잃어버린 치유의 본질에 대하여》(책과함께)에서는 의사와 긍정적인 의사소통을 하기 위한 환자의 역할에 관해 이렇게 언급한다. 환자는 자신이 겪고 있는 증상의 본질적인 문제에 집중하여 그것을 잘 표현할 수 있어야 하며, 의사들에게 시간이 더없이 소중하다는 사실을 존중할 필요가 있다. 의사 흉내를 내거나 의사에게 자기 문제와 직접적으로 관련이 적은 의학적 지식을 질문하는 행동은 의사를 불신하는 것으로 인식된다. 자신이 복용하는 약 이름이나 처방전을 지참하고 의사를 만나는 것은 좋다. 그리고 묻고 싶은 내용을 미리 간단히 메모해서 방문하는 것도 효과적인 의사소통에 도움이 된다. 중요한 점은 의사가 환자를 존중하듯 환자도 의사를 존중하되 의학에 대한 지나친 환상을 갖지는 말아야 한다는 것이다.

의사도 환자와 같은 인간이고, 더욱이 한국의 의료시스템 속에서 낮은 의료수가와 많은 진료량의 압박 속에서 의사로서의 프로페셔널리즘을 지키려고 안간힘을 쓰는 존재다. 그리고 언젠가는 의사 역시 환자가 될 존재이기도 함을 환자들이 이해해주었으면 좋겠다.

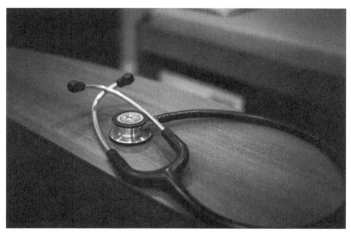

언젠가는 의사 역시 환자가 될 존재임을 의사 자신도, 환자도 기억해야 한다.

의사의 감정 표현과
자기 관리

의사로 살다 보면 자신의 감정을 숨기는 것에 익숙해진다. 현대 의학의 아버지로 여겨지는 캐나다 출신 의학자 윌리엄 오슬러는 1889년 의대 졸업 축사에서 새내기 의사들에게 '일정 수준의 무감각은 냉정한 의학적 판단을 위한 필수 요건으로, 의사는 언제나 평정심을 유지해야 한다'고 강조했다. 이처럼 의사는 절대로 약해서는 안 되고 감정적이어서도 안 되며 어떤 일이 있어도 강해야 한다는 무언의 규범이 존재해왔다.

내가 전공의로 근무하던 시절, 내과 집담회에서 첫 증례 발표를 하면서 췌장암 말기 환자의 통증에 대한 연민의 마음을 일반인처럼 발표했던 것이 선배 의사들의 비웃음을 샀던 적이 있다. 그 후 환자에게 감정적으로 연결되지 않도록 노력했으며, 나의 감정을 드러내지 않는 분위기 속에서 살아왔다. 하루에도 몇 명의 환자들에게 암 진단을 선언하고, 말기 간 질환으로 절망적인 상태의 환자들을 만나고, 오래 진료하던 환자의 죽음도 무덤덤하게 넘어가는 날들이 누적되었다.

　몇 년 전, 요가를 처음으로 배웠다. 밤 9시~10시에 하는 단체수업에서 힘든 동작을 정신없이 따라 하다가 마지막 5분 정도는 명상을 했다. 그 짧은 시간, 명상에 집중하다 보면 내 마음속에 여러 일이 떠오르면서 다양한 빛깔의 감정이 느껴졌다. 마음 깊은 곳에서 슬픔이 자주 흘러나왔고 종종 눈물을 흘렸다. 오래 진료하던 환자들이 결국 사망했을 때 내 마음은 깊이 슬펐지만 바쁜 일상을 유지해야 하기에 슬픔을 표현하기보다 아무렇지도 않은 듯 하루를 보냈구나, 환자들에게 가졌던 다양한 빛깔의 감정들이 내 마음에 그렇게 많이 흘러넘치는 것을 여태 모르고 지냈구나 싶었다. 단 5분의 명상을 통해서도 자신의 감정을 이해할 수 있는데, 길지 않은 시간이라도 환자들과 의사인 나의 감정을 자연스럽게 나눈다면 오히려 진료에 도움이 되지 않았을까 하는 생각을 하게 되었다.

　최근에 다니엘 오프리라는 미국의 내과 의사가 쓴《의사의 감정》(페가수스)이라는 책을 읽었다. 그의 말에 따르면 의사로서 자신의 판단이 타인의 삶에 중대한 영향을 미칠 수 있다는 사실은 압박감과 두려움의 감정을 유발한다. 또 의사 생활에서 필연적으로 동반되는 실수에 따라오는 자책감과 수치심, 환자에 대한 분노감, 일에 대한 권태감 등 다양한 감정의 소용돌이에 의사의 삶은 휘말린다. 심한 경우 일과 감정적인 소모에 완전히 탈진되어 의료계를 떠나기도 하며, 많은 의사들이 일상적인 업무와 개인적인 삶으로부터 슬픔을 떼어놓기 위해 환자들과 정서적인 유대감을 가지지 않게 된다. 이에 대해 저자는 의사들이 의료 현장에서 느끼는 과도한 감정노동에 대한 해결책으로 다음과 같은 사항을 제시한다. 먼저 연민compassion을 가진다는 것은 함께 고통을 받을 줄 아는 것이며, 자신의 판단이 잘못될지도 모른다는 두려움은 신중한 판단을 하려는 긍정적인 반응임을 스스로 이해한다. 또한 슬픔에 압도되기보다 슬픔을 넘어서 더 큰 사랑의 공간을 확보할 수 있다는 자신감을 회복해야 한다. 그리고 부족한 인간으로서 자신의 실수를 인정하고 용서를 구함으로써 회복의 기회가 있음을 인정해야 한다.

의사들은 치료와 치유의 구분을 잘 받아들이지 않지만 환자들은 본능적으로 그 둘을 구분한다고 한다. 의사−환자 관계 안에 들어 있는 감정에 주의한다고 치유가 보장되는 것은 아니지만, 그 감정에 관심을 기울이지 않으면 치유도 불가능하다. 그리고 히포크라테스의 말 "치유는 시간이 걸리는 문제다, 그러나 때때로 기회의 문제이기도 한다"처럼 그 기회를 잘 잡는 것이 의사나 환자 모두에게 중요하다.

의사 자신의 감정을 포함해 스스로를 전인적으로 건강하게 관리해야 그 건강한 에너지를 환자에게 나누어줄 수 있다. 즉 환자의 감정을 수용하고 공감하고 연민을 가질 수 있는 마음의 공간을 가지고 병과 관련된 인생 경험을 환자와 나눔으로써 환자의 치유를 도울 수 있다. 한 연구에 의하면 당뇨나 혈압 등의 만성 질환을 앓고 있는 환자들과 그들의 의사를 2년간 추적해 보니, 의사가 자신의 직업과 일에 만족할수록 그들의 환자들이 처방받은 약을 제대로 복용할 확률이 높다는 놀라운 결과가 보고되었다. 이 연구는 의사의 내적 건강함이 환자의 임상 결과와 결부됨을 보여준다. 슈바이처의 말처럼 성공이 행복의 열쇠가 아니라 행복이 성공의 열쇠다. 의사로서 정말 자기 일을 좋아하고 만족해한다면 당신은 성공한 것이다.

나는 전공의나 전임의들을 지도할 때 자신을 전인적으로 건강하게 관리하는 것이 대단히 중요하며 그것이 이기적인 행위가 아님을 강조한다. 의사로서 우리는 자신의 것만이 아니라 환자의 것이기도 하고 동료들의 것이기도 한 존재이기 때문이다. 의사는 환자나 동료들을 존중하듯이 자신을 존중하고 돌봐야 한다. 이는 자신을 잘 돌보지 못하는 환자들에게도 적용할 수 있다. 예를 들어 배우자나 자녀를 여의고 슬픔에 빠져 자신의 식사를 챙기지 않는 환자에게 스스로를 돌봐야 할 이유로 말해줄 수 있다. 로버트 클리츠먼은 자신의 저서 《환자가 된 의사들》(동녘)에서 의사들에게 직업은 그들의 존재 자체에 스며들어 있다고 말한다. 즉 직업적 자아와 정체성이 통합된 상태로 살아가는 경우가 많아 한 번 의사는 영원한 의사, 즉 퇴직하거나 환자를 안 보게 돼도 의사로 남는다는 것이다. 그러나 의사를 포함해서 우리는 언젠가 모두 환자가 될 것이다. 의학적 지혜란 환자가 안고 있는 임상 문제들을 신체 기관별로 이해하는 것이 아니라, 환자라는 한 인간 전체 속에서 이해하는 능력이다. 12세기의 위대한 철학자이자 의사인 마이모니데스의 기도문인 "환자가 고통받는 나의 친구임을 잊지 않게 하소서. 그리고 내가 그에게서 질병만을 따로 떼어 생각하지 않도록 하소서"처럼 말이다.

미국에서도 학생들은 길ROAD 위에 있고 싶어 한다. 즉, 영상의학과Radiology, 안과Ophthalmology, 마취과Anestheology, 피부과Dermatology를 주로 선호하면서, 일차의료를 담당하는 내과나 외과 진료를 지원하는 학생이 줄어들고 있다. 이것은 한국에서도 공통된 현상으로 이른바 정재영(정신건강의학과, 재활의학과, 영상의학과)과 피부과 및 마취과를 선호하는 학생들이 많아 이들 과에 지원하려면 최상위 성적으로도 치열한 경쟁을 해야 한다. 내가 의대를 졸업하던 30년 전에는 내과가 경쟁률이 제일 높아 내과 지원에 실패하면 그 과들로 지원해야 했음을 회상하면 격세지감이 크다. 생사를 오가는 환자들로 인해 감정과 육체노동이 심한 진료과를 피하고 싶어 하는 세대다. 수많은 당직을 서면서 환자들과 의료진들의 다양한 요구로 시달리는 내과, 외과, 산부인과, 소아청소년과, 흉부외과, 신경외과 등의 진료과에서 수고하고 무거운 짐을 기꺼이 지고자 지원하는 전공의들에게 특별한 애정을 표하고 싶다. 그들의 젊은 열정과 헌신으로 많은 환자들이 치유되며 의업의 빛나는 전설이 이어져가는 것이리라.

당신은 잊을 수 없는 의료 경험을
제공하고 있습니까?

2000년 1월, 커뮤니케이션 분야의 강사로 병원에서 강의를 시작한 즈음의 일이다. 당시만 해도 병원에서 '고객'이란 단어를 써야 하느냐, 말아야 하느냐를 놓고 논쟁이 벌어지기도 했다. 이미 많은 병원에서 고객만족팀이 만들어져 다양한 활동을 하고 있으며, 환자경험평가가 시행되는 지금 시점에서 보면 격세지감이 느껴지는 일이다.

2000년대 초반, 고객이라는 단어에 대해 논쟁이 있었듯이 이제는 환자경험평가에 대한 다양한 논의가 이루어지고 있다. 다만 분명한 사실은 시대의 흐름이 환자중심을 강조하는 방향으로 나아가고 있다는 것이다. 제공자의 관점이 아닌 환자의 관점에서 그들의 경험을 이해함으로써 의료의 질을 높여나가

자는 것이다.

환자경험을 생각하기 전에 먼저 '경험'이란 말에 주목해보자. 나는 2000년대 초반에 출간된 《고객체험의 경제학》(세종서적)을 통해 경험의 중요성을 인식하게 되었다. 이 책에서는 원두커피라는 상품을 예로 들어 경험에 주목해야 하는 이유를 설명한다. 일반적으로 원두커피의 원자재인 원두의 가격은 낮은 수준이다. 그런데 원자재인 원두를 제조품으로 가공하여 판매하거나, 한 걸음 더 나아가 괜찮은 서비스를 부가해 판매한다면 당연히 커피라는 상품의 가치는 높아진다. 여기에 한 가지를 더해, 커피를 마시는 행위가 하나의 체험이 된다면 커피의 가치에 어떠한 변화가 생겨날까? 저자들은 범용품은 언제든 대체할 수 있고, 제조품은 유형적이며 서비스는 무형적이라고 정의한다. 그리고 경험은 잊을 수 없는 것이라고 말한다. 사람들은 언제든 구매할 수 있는 서비스보다는 '잊을 수 없는 경험'에 더 큰 가치를 느끼기에 서비스가 아닌 경험을 제공하는 것이 중요하다. 과연 당신의 병원에서는 환자들에게 어느 병원에서나 제공할 수 있는 의료라는 서비스를 제공하고 있는가? 아니면 잊을 수 없는 의료의 경험을 제공하고 있는가?

의료인의 입장에서 본다면 병을 제대로 진단하고 치료하

는 일만으로도 벅찬 현실에서 '잊을 수 없는 의료의 경험'이라는 말 자체가 사치라고 느껴질 수 있다. 하지만 그렇게 생각하는 이들에게 전달하고 싶은 사실이 있다. 2015년 10월 한 잡지에 실린 'When the customer is stressed(고객이 스트레스를 받을 때)'라는 기사에 따르면 출산이나 결혼, 질병, 죽음처럼 감정적 압박이 심한 시기에 받은 서비스는 그 인상이 더 오래 지속된다고 한다. 또한 서비스 경험이 긍정적인 경우에는 더 긍정적으로, 부정적인 경우에는 더 부정적으로 효과가 강해진다. 다시 말하면 의료서비스처럼 스트레스가 강한 상황에서 받는 서비스는 조금만 나빠도 아주 나쁘게 기억될 수 있고, 조금만 좋아도 굉장히 좋게 기억될 수 있는 것이다.*

병원에 접수되는 VOC_{Voice Of Customer} 중에는 무언가 잘못되었다는 의견이나 불평을 호소하는 내용만 있지 않다. 의료진의 말과 행동에 감동했다는 내용도 적지 않다. 그중에는 죽을 뻔한 자신을 살려주었다는 의술에 대한 칭찬뿐만 아니라, 수술 전 의사가 손을 잡아주며 건네준 응원의 한마디가 힘이 되

---

* Leonard B, Scott D, Wilmet J. "When the Customer Is Stressed". *Harbard Business Review*. October, 2015.

었다는 메시지, 상처를 소독할 때 아프지 않게 해주려고 조심스럽게 드레싱하던 의사의 배려에 대한 감사의 메시지, 야간에 병실에 들어올 때 잠든 환자가 깨어날까 봐 까치발로 걸어들어오는 젊은 의사 선생님의 모습을 보고 감동했다는 메시지 등이 있다. 그동안 여러 병원의 VOC 내용을 분석하고, 또 다양한 환자와 인터뷰를 진행하다 보니 어떻게 보면 사소해 보이는 의료진의 말과 행동을 감동으로 받아들이는 환자들이 적지 않다는 점을 알게 되었다.

화려하게 장식된 고급 호텔에서 고객에게 감동을 주는 것보다, 소박한 환경의 병원에서 환자에게 감동을 주는 일이 어쩌면 상대적으로 더 쉬울 수 있다. 병원의 고객인 환자들 중에는 고통과 스트레스로 인해 정신과 마음까지 취약해진 사람들이 많기 때문이다. 예민해진 탓에 사소한 일에 불쑥 짜증스러운 감정이나 화를 드러내기도 하지만, 어떤 면에서는 그들의 고통을 진심으로 이해하고 공감하는 의료인이나 병원 직원들에게 감동할 준비가 된 사람들이기도 하다.

환자경험에 관한 연구와 비즈니스를 병행하는 미국 베를컴퍼니의 설립자이자 최고 경영자인 폴 슈피겔만과 택사스건강장로병원 병원장인 브릿 버렛은 환자경험을 병원에서 돌아온 다음 배우자에게 들려주는 이야기라며 환자경험을 다음과 같이 정의한다.

> 어느 환자도 수술을 받고 나서 "내가 본 최고의 봉합 솜씨였어"라거나, "여보, 그들이 내 콩팥을 정확히 절제했어요"라고 말하지 않는다. 대신 환자들은 치료의 모든 과정에 참여해 그들을 돌봐준 사람들, 접수 담당자들, 간호사들, 그리고 의사들에 관해 이야기한다.

이는 환자경험에 대한 어떤 정의보다 공감되는 정의였다.

병원에서 일하는 사람이라면 그가 누구든 환자의 경험이 될 수 있다. 그리고 당신이 의사라면 환자에게는 더더욱 강력한 경험이 된다. 선택은 당신에게 달려 있다. 당신의 환자에게 잊지 못할 감동의 경험을 제공할 것인가, 아니면 두고두고 잊지 못할 서러운 경험을 제공할 것인가. 당신이 무심코 했던 말과 행동이 그것을 결정하기도 한다.

최고의 의사이신
나의 스승님에 대하여

내게는 의사 생활을 하는 평생 동안, 바람직한 의사로서의 방향성을 지시해주시는 분이 계신다. 그런 지향점을 가지고 산다는 것은 큰 행운이다. 망망한 바다를 항해하는 선원들에게 북극성의 존재가 그렇듯이, 길을 잃지 않도록 방향을 알려주는 별과 같은 분을 평생 모시고 살면서 내 잘못에 대해 상담받을 수 있고 또 격려를 받을 수 있으니 말이다.

그분은 자신이 누구를 위해 존재하는지 명확히 알고 계신다. 즉, 병에 시달리는 환자들에게 자신이 필요하다는 인식을 분명히 가지고 계셨다. 그분에게는 환자가 결코 돈이나 명예를 가져다주는 수단이 되지 않았으며, 비록 질병 속에서 고통받고 있지만 고귀하고도 유일한 단 하나의 존재로 보셨다. 그분은 매우 다양한 환자들을 만나면서 결코 육체적 질병만 치료하는 것으로 만족하지 않으셨다. 육체적 질병이 환자의 인생에 가져온 정신적 고통이나 사회적인 소외에 대해서도 통합적인 치유를 하셨으며 환자 마음속 열망을 정확하게 이해하셨다. 매우 바쁘고 복잡한 환경에서 사셨지만 한 환자의 고통과 두려움, 치유에 대한 열망의 소리에 귀를 기울이셨고 직접 대화를 함으로써 진정한 치유를 선물하셨다.

때로 그분은 죽음에 이른 사람들의 생명을 회복시키기도 하셨고, 때로는 사랑하는 사람을 잃어 비탄에 빠진 가족들과 함께 울고 함께 슬퍼하셨다. 그분은 연민 가득한 마음으로 환자를 만났고 환자의 눈을 바라보면서 그들의 수준에 맞는 말을 사용하셨다. 어린이에게는 이해하기 쉬운 간단한 용어를 사용하셨지만, 만성적인 부인과적 출혈 질환으로 많은 의사들을 만나면서 가산을 다 탕진하고도 병이 악화된 여성 환자에게는 친절한 보살핌으로 몸과 마음을 모두 치유하셨다. 자식의 난치병으로 지친 아버지에게는 치유에 대한 믿음을 불러일으키셨고, 시력을 잃은 사람에게는 치유에 대한 열망을 불러일으켜 치유하셨다. 외모가 일그러져 사회로부터 소외된 한센병 환자에게도 스스럼없이 다가가셨고 그가 온전히 사회인으로 회복하도록 도우셨다.

사지 마비가 된 환자나 복수가 찬 환자들을 위해 일요일이나 휴일에도 진료하셨고 그런 일들로 주변의 영향력 있는 사람들로부터 오해와 심한 비난을 받으면서 말할 수 없는 분노와 갑갑한 마음으로 고통받으셨다. 너무 많은 환자로 쉬지도 못하고 늘 과로하셨고 능력이 부족한 동료나 제자들로 인해 고생하기도 하셨다. 때론 그분의 의사로서의 능력을 의심하고 무시하거나 불합리하게 따지는 환자나 그의 가족들로부터 마음의 상처를 받으시기도 했다.

그분은 내가 의사로서 얼마나 부족한지 누구보다 잘 알고 계시지만 부드럽게 나의 잘못을 일깨워주셨고 상처 난 나의 마음도 말할 수 없는 깊은 연민을 가지고 고쳐주셨다. 나는 날마다 그분을 만나고 또 오늘 만난 여러 환자들에 대해 그분과 대화를 나누며 치료 경과가 염려되는 환자들이 좋은 경과를 보이기를 소망하면서 의사로서 마음의 근심이나 두려움, 슬픔과 낙심을 떨쳐낸다. 그분은 예수님이시다.

1. Suzanne Kurtz, Jonathan Silverman, Juliet Draper. 《환자와 의사소통하는 기술》. 박기흠, 성낙진 외(옮김). 동국대학교출판부. 2010.

2. 로렌스 A. 사벳. 《차가운 의학, 따뜻한 의사》. 박재영(옮김). 청년의사. 2008.

3. Frederic W Platt, Geoffrey H Gordon. 《설명 잘하는 의사 되기》. 김세규, 조우현(옮김). 아카데미아. 2007.

4. 수전 손택. 《은유로서의 질병》. 이재원(옮김). 이후. 2002.

5. 버나드 라운. 《잃어버린 치유의 본질을 위하여》. 이희원(옮김). 책과 함께. 2018.

6. 제롬 그루프먼. 《닥터스 씽킹》. 이문희(옮김). 해냄. 2007.

7. 다니엘 오프리. 《의사의 감정》. 강명신(옮김). 페가수스. 2018.

8. 아툴 가완디. 《어떻게 죽을 것인가》. 김희정(옮김). 부키. 2015.

9. 한국죽음학회. 《한국인의 웰다잉 가이드라인》. 대화문화아카데미. 2011.

10. 폴 칼라니티. 《숨결이 바람 될 때》. 이종인(옮김). 흐름출판. 2016.

11. 오츠 슈이치. 《삶의 마지막에 마주치는 10가지 질문》. 박선영(옮김). 21세기북스. 2011.

12. 토르스텐 하퍼라흐. 《일방통행하는 의사, 쌍방통행을 원하는 환자》. 백미숙(옮김). 굿인포메이션. 2007.

13. 니시노 노리유키. 《좋은 의사입니까?》. 김미림(옮김). 각광. 2016.

14. 마그누스 하이어. 《의사의 한마디가 병을 부른다》. 박병화(옮김). 최일봉 감수. 율리시즈. 2012.

15. 아툴 가완디. 《닥터, 좋은 의사를 말하다》. 곽미경(옮김). 동녘사이언스. 2008.

16. 제롬 그루프먼, 패멀라 하츠밴드. 《듣지 않는 의사, 믿지 않는 환자》. 박상곤(옮김). 현암사. 2013.

17. 로버트 클리츠먼. 《환자가 된 의사들》. 강명신(옮김). 동녘. 2016.

18. 시바타 도요. 《약해지지 마: 두 번째 이야기》. 채숙향(옮김). 지식여행. 2015.

19. 마르고트 캐스만. 《젊은 사회에서 늙는다는 것》. 이민수(옮김). 작은책방. 2012.

20. 마크 E 윌리엄스. 《늙어감의 기술》. 김성훈(옮김). 현암사. 2017

21. 김치원. 《의료, 4차 산업혁명을 만나다》. 클라우드나인. 2016.

22. 박재영. 《개념의료》. 청년의사. 2013.

23. 레이첼 나오미 레멘. 《그대 만난 뒤 삶에 눈떴네》. 류해욱(옮김). 이루파. 2010.

24. 프레드 리. 《디즈니 병원의 서비스 리더십》. 강수정(옮김). 김앤김북스. 2009.

25. B. 조지프 파인 2세, 제임스 H. 길모어. 《고객 체험의 경제학》. 신현승(옮김). 세종서적. 2001.

26. 말콤 글래드웰. 《블링크》. 이무열(옮김). 21세기북스. 2016.

27. 앨런 피즈, 바바라 피즈. 《보디 랭귀지》. 서현정(옮김). 베텔스만. 2005.

28. 폴 슈피겔만, 브릿 베렛. 《환자는 두 번째다》. 김인수(옮김). 청년의사. 2014.

29. Levinson W, Gorawara-Bhat R, Lamb J. "A study of patient clues and physician responses in primary care and surgical settings". *JAMA* 2000;284(8).

30. Egbert LD, Jackson SH. "Therapeutic Benefit of the Anesthesiologist–Patient Relationship". *The Journal of American Society of Anesthesiologists* 2013;119(6):1465-1473.

31. Knopp R, Rosenzweig S, Bernstein E, Totten V. "Physician-Patient Communication in the Emergency Department". *Academic Emergency Medicine* 1996;3(11):1065-1076.

의사의 듣기와 말하기
환자에게 신뢰받는 의사 되기

지은이 정숙향·임소라

펴낸날 1판 1쇄 2020년 2월 14일
1판 2쇄 2020년 7월 16일

대표이사 양경철
편집주간 박재영
편집 강지예
디자인 박찬희
사진 정승민, 정숙향

발행처 ㈜청년의사
발행인 이왕준
출판신고 제313-2003-305호(1999년 9월 13일)
주소 (04074) 서울시 마포구 독막로 76-1(상수동, 한주빌딩 4층)
전화 02-3141-9326
팩스 02-703-3916
전자우편 books@docdocdoc.co.kr
홈페이지 www.docbooks.co.kr

ISBN 978-89-91232-84-6 (03510)

책값은 뒤표지에 있습니다.
잘못 만들어진 책은 서점에서 바꿔드립니다.